ARTHROSE

Adieu Gelenkschmerz!

Bettina Kupetz

Arthrose

Adieu Gelenkschmerz!

Mein Weg zu einem unbeschwerten Leben
ohne OP und Medikamente

HANS-NIETSCH-VERLAG

Bei diesem Buch handelt es sich um keinen Ernährungsratgeber, sondern um den Erfahrungsbericht einer Betroffenen, der sich dabei auf erfahrene Ratgeber (siehe Literaturempfehlungen, Seite 143 ff.) stützt.

Die Ratschläge in diesem Buch sind sorgfältig erwogen und geprüft. Sie bieten jedoch keinen Ersatz für kompetenten medizinischen Rat, sondern dienen der Begleitung und der Anregung der Selbstheilungskräfte. Alle Angaben in diesem Buch erfolgen daher ohne Gewährleistung oder Garantie seitens der Autorin oder des Verlages. Eine Haftung des Autors bzw. des Verlages und seiner Beauftragten für Personen-, Sach- und Vermögensschäden ist daher ausgeschlossen.

Adieu Gelenkschmerz! soll vor allem Mut machen, den ersten Schritt zu gehen, denn „auch der weiteste Weg beginnt mit dem ersten Schritt".

Textbearbeitung: Susanne Noll
Lektorat: Dirk Grosser
Korrektorat: Petra Zwerenz
Innenlayout und Satz: Rosi Weiss
Umschlaggestaltung: Peter Krafft
Druck: Druck: FINIDR, s.r.o., Český Těšín/Tschechische Republik

Hans-Nietsch-Verlag
Am Himmelreich 7
79312 Emmendingen

www.nietsch.de
info@nietsch.de

ISBN 978-3-86264-262-5

Inhalt

Vorwort Dr. Jürgen Eickelmann

Starker Knorpel, starke Gelenke

Gelenkschmerzen tauchen heutzutage bei immer mehr Menschen auf. Am häufigsten ist die Wirbelsäule mit ihren vielen Knorpel- und Gelenkflächen betroffen: 60 Prozent der von Arthrose (Knorpelverschleiß) Betroffenen haben hier ihre Schmerzen. Darauf folgen die Kniegelenke (26 Prozent), die Hüftgelenke (7 Prozent), die Fußsprunggelenke (4 Prozent), zuletzt die Zehengrundgelenke (2 Prozent) und die Schulter-, Ellenbogen-, Hand- und Fingergelenke (1 Prozent). Vieles kann den Gelenkknorpel schädigen (Verletzungen durch Stürze, Entzündungen, Überlastungen etc.).

Die Hauptursache der Arthrose ist jedoch eine jahrelange Fehlernährung durch industriell hergestellte Zivilisationskost. Eine ideale Versorgung des Gelenkknorpels stellen vorwiegend naturbelassene Nahrungsmittel sicher. Kochen, Backen oder industrielle Verarbeitung zerstören die Vitalstoffe, und der Organismus wird mit erhitzten und somit denaturierten, toten Nahrungsstoffen überfrachtet. Diese gekochte – oder manchmal auch zerkochte – Kost ist Säure bildend und schädigt langfristig die hochempfindlichen Zellen des Knorpels. Es kommt zur generellen Übersäuerung (Acidose) des Gewebes und damit zum degenerativen Verschleiß.

Mit anderen Worten: Ursache von Arthrose sind gekochte oder gebackene Stärke aus Brot, Back- und Teigwaren, Nudeln, Kartoffeln, Reis sowie alle Zuckerarten. Ernährungsexperten halten die denaturierte Kohlenhydratkost für die Wurzel unserer Zivilisationskrankheiten wie Diabetes, Fettleibigkeit, Arterienverkalkung, Bluthochdruck, Karies und Knorpelverschleiß.

Wenn wir also gesund leben wollen, müssen wir uns auf eine naturbelassenere Ernährungsweise besinnen. Krankheiten können durch eine gesundheitsfördernde Ernährung, die aus mindestens 75 Prozent Rohkost bestehen sollte, therapiert werden. Es liegt an jedem selbst, diese Richtung einzuschlagen und sich von der Richtigkeit dessen zu überzeugen. Es gibt viele Autoren, wie Jean Huntziger, Walter Thiele, Harvey und Marilyn Diamond, Franz Konz, Helmut Wandmaker und etliche andere, die als Rohkostexperten einen großen Namen haben und unseren Informationsmangel abstellen können. Denn Krankheit entsteht vor allem aus falscher Gewohnheit sowie aus Unwissenheit!

Lernen Sie selbst die Heilkraft der Rohkost kennen. Wenn Sie nach drei bis vier Wochen bereits einen Zuwachs an Energie und Lebensfreude sowie körperlicher und geistiger Fitness verspüren, dann folgen Sie dieser neuen inneren Richtung.

Dr. Jürgen Eickelmann
(Facharzt für Allgemeinmedizin und Naturheilkunde)

Vorwort Eckhard K. Fisseler

Warum musste ein Buch wie dieses geschrieben werden? Können Orthopäden die Patienten nicht darauf hinweisen, dass ihre Probleme hauptsächlich durch eine fehlerhafte Ernährung verursacht werden? Können moderne Medien, von denen wir alle umgeben sind, nicht die notwendige Aufklärung leisten? Warum informieren die Krankenkassen in ihren Magazinen die Versicherten nicht?

Auf alle diese Fragen gibt es eine einfache Antwort: Wenn wir uns nur anders ernähren müssen, um gesund zu werden, kann niemand etwas daran verdienen. Wenn schon Ärzte zugeben, dass an der Verbreitung von Selbsthilfemaßnahmen kein Interesse besteht, wird deutlich, dass unser Gesundheitswesen zum Geschäft verkommen ist. Auch ein Arzt muss wirtschaftlich denken, denn er hat 5 bis 50 Mitarbeiter, die er nicht bezahlen kann, wenn er nur lange Beratungsgespräche führt, die von den Kassen nicht bezahlt werden.

Uns als Patienten bleibt also nur, das notwendige Wissen selbst zu erwerben, zu lesen und zu lernen, was uns vorenthalten wurde. Nur so machen wir uns unabhängig von einem System, das schon lange nicht mehr richtig funktioniert, das an seinen Fehlern und an seiner Geldgier zugrunde gehen muss.

Bettina Kupetz hat diese Zusammenhänge begriffen. Sie ist diesen Weg gegangen und gibt ihre Erkenntnisse in diesem Buch weiter. Wir alle können und müssen zu einem Wandel beitragen, der dazu führt, dass Menschen wieder selbst Verantwortung für ihre Gesundheit übernehmen. Wir müssen aufhören, auf das Verderben bringende Werbegeschwätz der Pharmaindustrie zu hören und uns auf die Heilung der Ursachen und nicht der bloßen Symptome konzentrieren.

Einfach lesen, lernen und die neuen Erkenntnisse in die Praxis umsetzen. Weitersagen, was wir erlebt haben. Das hilft uns allen.

Eckhard K. Fisseler (Arthrose-Selbsthilfegruppe)
www.arthrose-selbsthilfe.de

Vorwort der Autorin

Cognosco te
(Erkenne dich selbst)

lautet ein alter lateinischer Spruch. Machen auch Sie sich auf den Weg, es lohnt sich!

Laut der deutschlandweit bisher größten repräsentativen Arthrose-Studie, die im Jahr 2005 u. a. am Herner Marienhospital und an der Ruhr-Universität Bochum durchgeführt wurde, leiden bis zu 30 Millionen Deutsche an Gelenkschmerzen und Arthrose.[*] Anders gesagt, ist das fast jeder zweite Erwachsene! Eine mehr als alarmierende Zahl!

„Was kann ICH dagegen tun?", ist eine Frage, die sich jeder Betroffene stellen sollte. Jeder, der zum Beispiel aufgrund von Arthrose unter Schmerzen leidet und dessen Bewegungsfähigkeit dadurch stark eingeschränkt ist, kommt irgendwann an den Punkt zu entscheiden, ob er, wenn Medikamente nicht mehr helfen, mit den Schmerzen weiterleben will oder sich operieren lassen soll. Spätestens, wenn alle konventionellen Mittel ausprobiert sind und verschiedene Behandlungsmethoden keine Besserung mehr erzielen konnten, wird notgedrungen eine Operation in Betracht gezogen, in der Hoffnung, sich endlich wieder einigermaßen schmerzfrei bewegen zu können.

Genauso erging es mir: Eines Tages stand ich vor dieser Entscheidung und hatte bereits mit einem Arzt über eine Operation gesprochen. Ich hatte fortgeschrittene Arthrose im rechten Großzehengelenk und konnte nicht mehr schmerzfrei gehen; selbst im Schlaf hatte ich Schmerzen. So konnte ich nicht weiterleben, eine Operation schien mir und dem Arzt unumgänglich. Mit diesem Gedanken hatte ich mich

---

[*] Quelle: *www.pharmazeutische-zeitung.de/index.php?id=medizin5_42_2005*

abzufinden. Also informierte ich mich bei der Deutschen Arthrose-Hilfe ausführlich über Operationsmöglichkeiten und die Zeit danach. Doch vor dem endgültigen Operationstermin stieß ich im Internet auf Informationen zu alternativen Behandlungsmöglichkeiten, die mich schließlich von einer Operation abhielten. Diese Alternativen schienen mir einen Versuch wert zu sein! Das Zauberwort hieß: Ernährung!

Ich wollte es damit probieren, quasi als letzten Versuch vor der Operation. Dabei kam letztlich dieses Buch heraus. Es ist mein Erfahrungsbericht über die Anwendung und Auswirkungen dieser Alternativmethode und soll jeden Leidensgenossen dazu ermutigen, diese Methode vor einer Operation auszuprobieren.

Vorweg gesagt: Bis heute bin ich nicht operiert worden und kann wieder schmerzfrei gehen und mich bewegen. Außerdem habe ich ganz nebenbei mein Idealgewicht erreicht, und zwar ohne zu hungern! Generell fühle ich mich leistungsfähiger und den täglichen Anforderungen des Alltags gewachsen. Eine Operation ist in weite Ferne gerückt und wahrscheinlich auch in Zukunft nicht mehr erforderlich.

Schon nach kurzer Zeit der Ernährungsumstellung erkannte ich, was sich alles in meinem Körper veränderte. Und ich bin seit zwanzig Jahren mein größter Beobachter, denn das bringt mein Beruf als Gesangstrainerin und Sängerin mit sich. Eckhard K. Fisseler schreibt in seinem Buch *Arthrose – Der Weg zur Selbstheilung*: „Wenn wir spüren, dass der Schmerz verschwunden ist, dann ist er weg, dazu brauchen wir keinen wissenschaftlichen Beweis. Unser subjektives Empfinden steht über jeder wissenschaftlichen Theorie." Das eigene Befinden ist auch für mich der ausschlaggebende Faktor, und diese Sätze von Herrn Fisseler sind für mich zu einem Leitfaden geworden.

Ich bin so begeistert, dass ich einfach jedem Mut machen möchte, den Kampf gegen die Gelenkschmerzen aufzunehmen. Und der beginnt zunächst einmal mit der Ernährung.

Es gibt einen tieferen Sinn in jeder ganz persönlichen, individuell einzigartigen Lebensgeschichte, zu der vielleicht auch schmerzhafte

Erlebnisse gehören, die uns eine bessere Richtung weisen, die wir einschlagen können! Sich auf den persönlichen, gesunden Weg zu machen ist die Entscheidung jedes Einzelnen. HEUTE!

Viel Erfolg wünscht mit Herz und Verstand,

Bettina Kupetz

Einführung

Achte auf deine Gedanken, denn sie werden deine Worte.
Achte auf deine Worte, denn sie werden deine Handlungen.
Achte auf deine Handlungen, denn sie werden deine Gewohnheiten.
Achte auf deine Gewohnheiten, denn sie werden dein Charakter.
Achte auf deinen Charakter, denn er wird dein Schicksal.

Chinesische Lebensweisheit

Zurzeit ist Arthrose ein Thema, das überall – auch in den Medien – sehr präsent ist. Zeitungen berichten über Untersuchungsergebnisse, Vorträge an Kliniken informieren über den neuesten Stand der medizinischen Forschung. Doch was kann man konkret im Ernstfall tun? Was unternimmt man sinnvollerweise als Erstes?

Dieses Buch soll Mut machen, den ersten Schritt zu einem schmerzfreien Leben zu unternehmen.

Die Ansichten der Schulmedizin müssen neu überdacht und durch eine ganzheitlichere Sichtweise ersetzt oder zumindest ergänzt werden. Eckhard K. Fisseler und die durch ihn ins Leben gerufene Arthrose-Selbsthilfe machen in ihren Veröffentlichungen deutlich, dass Arthrose eben keine Verschleißerscheinung ist, mit der man sich abfinden muss. Vielmehr deuten sie – und mittlerweile immer mehr Naturheilkundige – die Arthrose als Stoffwechselkrankheit, die durch Fehlernährung hervorgerufen wird. Unsere heutige eiweißreiche Ernährung mit viel Fleisch, Wurst und Milchprodukten bildet im Körper Säuren, die den Knorpel angreifen und auf Dauer zersetzen. Nur eine basische Ernährung, bestehend aus Obst, Salaten, Gemüse und Kartoffeln, bietet unserem Körper hier Entlastung. Der Säure-Basen-Haushalt kann sich normalisieren, und auch der Knorpel erholt sich. Entzündungsprozesse gehen zurück und die Beweglichkeit wird verbessert. Wenn unsere Ernährung zu mindestens 80 Prozent aus basenbildenden Lebensmitteln besteht, hat Arthrose keine Chance!

Jeder sollte diese Chance ergreifen, bevor er sich einer Operation unterzieht oder jahrelang still unter Schmerzen leidet und sich mit Medikamenten zu betäuben versucht. Schmerzen sind Signale des Körpers, die man ernst nehmen sollte. Medikamente hindern uns im Grunde nur an der Wahrnehmung dieser Warnsignale. Darüber hinaus sind auch sie säurebildend und verschlimmern auf Dauer nur die Arthrose. Da heißt es auch für einen Laien, Ursachenforschung zu betreiben. Und das ist gar nicht schwer.

„Du bist, was du isst" hat als Aussage nichts an Aktualität verloren. Kaum etwas hat größeren Einfluss auf unsere Gesundheit als unsere Ernährung. Es gibt darum bei einer basischen Ernährungsweise nichts zu verlieren außer lieb gewonnenen Essgewohnheiten. Dafür gewinnt man mit Ausdauer und Disziplin einen großen Teil seiner körperlichen Beweglichkeit wieder, wodurch sich dauerhaft ein neues Lebensgefühl einstellen kann. Einen Versuch ist es auf jeden Fall wert.

Mir ist es gelungen, und ich bin sehr froh darüber, diesen Weg eingeschlagen zu haben. Manchmal waren es zwei Schritte vor und einer zurück, aber auf Dauer ging es voran. Diese Erfahrung wünsche ich jedem Leser von Herzen!

Schmerzen können die Lebensqualität stark beeinträchtigen. Schmerzfreiheit ohne Medikamente ist wie ein neu geschenktes Leben. Richtige Ernährung spielt dabei eine wesentliche Rolle, das ist mir heute klar.

Du bist, was du isst!

Gebrauchsgegenstände werfen wir weg, wenn sie uns nicht mehr nützen oder uns sogar schaden. Oder sehen Sie das anders? Warum tun wir uns dann so schwer, das Gleiche mit überflüssigen Nahrungs- und Genussmitteln zu tun? Wir müssen sie ja nicht wegwerfen, aber sie einfach nicht mehr einkaufen und sie vor allem nicht mehr essen!

Ist die Versuchung wirklich so groß? Ist die Industrie mit ihren Geschmacksverstärkern und ihrer Werbung so verlockend, dass wir den natürlich belassenen Geschmack von Lebensmitteln schon als seltsam empfinden? Ja leider, aber aus Schaden wird man bekanntlich klug.

Zwar ist bei Gelenkkrankheiten das Leben nicht bedroht, jedoch oft die Existenzgrundlage (wenn man sich z. B. in seinem Job bewegen *muss*) und mit Sicherheit die Lebensqualität. Es gibt so viele Menschen, die leiden und keinen Rat wissen. Sie laufen von Arzt zu Arzt, nehmen starke Medikamente oder unterziehen sich Operationen. Dabei sind Schmerzen ja nur Begleitsymptome. Eine der wichtigsten Ursachen bekämpfen sie dadurch nicht. Es ist doch sinnvoll, seine Ernährung zu hinterfragen. Was führe ich denn täglich meinem Körper (dem Bewegungsapparat) zu? Bei jeder Maschine ist das selbstverständlich. Sie kann nur mit dem passenden „Brennstoff" funktionieren, für den sie ursprünglich konstruiert wurde. Warum experimentieren wir dann so gutgläubig und leichtsinnig mit unserer Ernährung und vertrauen dabei oft fragwürdigen Werbeversprechungen? Hätte ich vor zwanzig Jahren diese Erkenntnisse von richtiger Ernährung gehabt und auch die Einsicht, sie umzusetzen, wäre mein Weg sicher anders verlaufen. Zwar bin ich heute ein glücklicher Mensch und akzeptiere alles so, wie es gekommen ist. Aber ich hätte es mir sehr viel leichter machen und mir viele Schmerzen ersparen können.

Mein Erfahrungsbericht und mein beispielhafter Ernährungsplan sollen deshalb als Hilfe zur Selbsthilfe dienen. Meine Ernährungsumstellung hatte erstaunliche Auswirkungen auf mein gesamtes Körperbefinden. Doch kann natürlich jeder seinen individuellen, einzigartigen Ernährungsplan erstellen, der seine Bedürfnisse, Beschwerden und Wünsche berücksichtigt. Man muss sich nur an einige Regeln halten.

Und wenn ich mit diesem Bericht auch nur einem Menschen helfen kann, eine bevorstehende Gelenkoperation zu verzögern oder sogar ganz zu verhindern und schmerzfreier zu leben, dann hat sich meine Arbeit gelohnt ... und die der in den Literaturempfehlungen genannten Autoren ebenfalls. Sie waren und sind mir jeden Tag aufs Neue sehr hilfreich.

Ich habe dieses Buch bewusst einfach und humorvoll geschrieben, denn die Situation jedes Einzelnen ist sicher oft ernst genug. Mit ein bisschen Humor entspannt sich jede Situation, und man kann lockerer an die erst einmal einschneidend scheinenden Umstellungen herangehen.

Nicht zuletzt wünsche ich mir für mich selbst, dass mein Operationstermin auch in Zukunft nicht neu festgelegt werden muss. Und in dieser Hinsicht bin ich voller Hoffnung.

Mal ehrlich …

Wir haben in der Vergangenheit nicht die besten Entscheidungen getroffen: Wir haben uns von Dingen ernährt, die nicht gut für uns sind, und uns zu wenig oder aber falsch bewegt. Sonst wären wir jetzt nicht da, wo wir sind. Doch die Gründe dafür spielen keine Rolle mehr. Unbewusst oder bewusst, anerzogen oder selbst gewählt, das ist völlig egal. Die Vergangenheit ist vergangen und nicht mehr zu ändern.

Die Konsequenzen daraus muss heute jeder Einzelne selbst tragen, ob er will oder nicht: Sie, liebe Leserin und lieber Leser, sonst hätten Sie dieses Buch jetzt nicht in der Hand und läsen darin – und ich, die ich es ansonsten nicht geschrieben hätte. Aber damit sind wir auch schon in der Gegenwart. Und die Gegenwart lässt sich gestalten und aktiv beeinflussen.

Sicher kann man alles essen, was essbar ist auf Erden und was schmeckt. Hier entscheiden auch kulturelle Aspekte. Über Geschmack lässt sich nicht streiten. Manche Menschen essen bis ins hohe Alter hinein alles und erkranken dabei nicht. Aber sie halten mit Sicherheit bei allem intuitiv Maß. Denn man kann alles essen, wenn es in der richtigen Menge und zum richtigen Zeitpunkt zu sich genommen wird. Und wenn der Körper in der Vergangenheit mit zu viel falschen Lebensmitteln in ungünstigen Konstellationen versorgt wurde, die nicht seinem Bedarf entsprachen, dann bleibt nur eins: JETZT, HEUTE und HIER die Ernährung sofort zu verändern und wieder ins Lot zu bringen! Schaden kann ein Versuch keinesfalls, sondern nur bereichern. In jeder Hinsicht.

In einem Liedtext der Operette „Die Fledermaus" von Johann Strauß heißt es: „Glücklich ist, wer vergisst, was doch nicht zu ändern ist ..." Doch das gilt nicht für eine medizinische Diagnose (wie beispielsweise Arthrose), solange man es nicht mit einer konsequenten Ernährungsumstellung und einer gesünderen Lebensweise versucht hat. Sollte das nicht fruchten, kann man sich immer noch für eine Operation entscheiden. Eine Operation rückgängig zu machen ist da schon weit schwieriger!

Hört sich alles kompliziert an? Hört sich alles teuer an? Hört sich alles zu aufwendig an? – Ist es aber nicht. Im Gegenteil: Irgendwann wird alles zur Routine, die in diesem Fall auch noch überraschend preisgünstig ist.

DIE ERNÄHRUNG UMSTELLEN

Allgemeines

Fantasie ist wichtiger als Wissen, denn Wissen ist begrenzt.

Albert Einstein

Die Ernährungsumstellung, die die Arthrose-Selbsthilfe empfiehlt, und mit der ich große Erfolge verbuchen konnte, mag auf den ersten Blick drastisch wirken. Doch wenn man die Zusammenhänge zwischen der Übersäuerung des Körpers und den Problemen, die dadurch an den Gelenkknorpeln entstehen, verstanden hat, greift man gern auf die basische Ernährung zurück. Auf diese Weise kommt der Körper wieder ins Gleichgewicht und die Gelenke können sich erholen. Und nebenbei bekommt man Übergewicht in den Griff!

Die grundsätzliche Empfehlung, die man sich leicht merken kann, lautet: Morgens Obst in beliebiger Menge, mittags Salat und gedünstetes Gemüse und abends Vollkorngetreide. Durch die geringe Eiweißmenge dieser Ernährung kann der bei fast allen Erwachsenen der westlichen Welt vorherrschende Eiweißüberschuss abgebaut werden, der ansonsten eine erhöhte Säureproduktion im Körper zur Folge hat. Diese Säureproduktion ist es, die unseren Körper von innen angreift. Vielleicht machen Sie sich jetzt Sorgen, dass Sie bei dieser Ernährungsumstellung irgendwann an Eiweißmangel leiden werden. Doch Sie können ganz beruhigt sein: Ein Eiweißmangel ist mit einer vollwertigen Ernährung absolut nicht zu erwarten. So etwas gibt es nur in sehr armen Gebieten der Erde, in denen Mangelernährung oder gar Hunger herrscht.

Unsere Vorstellung der benötigten Eiweißmenge ist einfach von zahllosen Werbebotschaften verzerrt: „Milch macht müde Männer munter! Fleisch ist ein Stück Lebenskraft!" Tatsache ist jedoch, dass die meisten Menschen in den westlichen Industriestaaten viel zu viel Eiweiß aufnehmen, vor allem in tierischer Form. Und dieses Zuviel an Eiweiß ist es, das uns „sauer" und damit nicht etwa lustig, sondern krank macht!

Die überschüssigen Säuren lagern sich im Bindegewebe ab und können so zahlreiche gesundheitliche Probleme hervorrufen. Zusätzlich wird die Durchblutung der Muskeln, Sehnen und Gelenke verschlechtert, sodass diese in ihrer Beweglichkeit eingeschränkt werden, was früher oder später zu Schmerzen führt.

Die empfohlene Ernährungsweise der Arthrose-Selbsthilfe versorgt dagegen den Körper mit allen Vitalstoffen, die er braucht, und schafft darüber hinaus ein basisches Klima, sodass der „Säurefraß" abgemildert wird bzw. gar nicht entstehen kann.

Sicherlich ist diese Ernährung eine Herausforderung, doch man gewöhnt sich recht schnell daran und hat schon nach kurzer Zeit nicht mehr den Eindruck auf etwas verzichten zu müssen, weil sich auch das Geschmacksempfinden anpasst. Und zudem sind die gesundheitlichen Vorteile relativ schnell spürbar!

In der 1. Woche meiner Ernährungsumstellung aß ich sehr viel, weil ich trotz großer Portionen immer noch ein „Hungergefühl" hatte. Aber das war wohl einfach nur die Umstellung. In der Mitte der 2. Woche legte sich dieses Gefühl allmählich und ich begann wieder maßvoll zu essen. Da fiel es mir aber auch leichter. Das hätte ich in der 1. Woche nicht geschafft.

Ich entschied bewusst, die ersten Tage meiner Ernährungsumstellung so unvollkommen und einfach zu halten. Denn so fühlte ich mich auch. Und Sie sich bestimmt auch, wenn Sie die Einkaufsliste abgearbeitet haben. Man steht vor seinem Einkauf und weiß nicht so recht, was man damit anstellen soll.

Dabei dachte ich immer, ich würde mich gut ernähren – von den kleinen und großen Ausnahmen einmal abgesehen. Aber da musste ich jetzt durch, und Sie werden das auch schaffen! Der Fantasie und Kreativität sind bekanntlich ja keine Grenzen gesetzt. Und Sie werden in den nächsten Wochen viel von beidem entwickeln.

Selbstverständlich kann man in gewaschenes Obst einfach herzhaft hineinbeißen und es auf diese Weise schnell verzehren. Ich schlage aber Folgendes vor: Schneiden Sie es sich morgens in kleine Stücke. Dann sieht Ihr Teller voller aus, und Sie werden angenehm satt, weil Sie das Essen bewusster wahrnehmen und genießen. Mir hat diese Methode des Kleinschneidens anfangs sehr geholfen. Denn in den ersten Tagen der Umstellung ist die neue Kost nicht ganz so aufregend und befriedigend, weil wir einfach anderes gewohnt sind. Erst nach einer gewissen Zeit beginnen wir, dieses „neue" Essgefühl zu genießen.

Wenn ich für meine Familie koche, die diese konsequente Ernährungsumstellung noch nicht mitmachen wollte, genieße ich die mir vertrauten Düfte. Ich trauere dem Essen aber nicht nach, weiß ich doch, dass es mir zumindest zum jetzigen Zeitpunkt nicht weiterhelfen würde.

Für mein Empfinden eignet sich diese Ernährungsumstellung wie gesagt auch ideal zum Abnehmen. Nach der 1. Woche hatte ich 3 Kilogramm verloren und fühlte mich beweglich, aktiv und ausgeglichen. Ob es auch hier den berühmten Jo-Jo-Effekt geben würde, wenn man von der basischen Ernährung wieder abwiche, weiß ich natürlich nicht. Das werde ich auch nicht ausprobieren, denn für mich steht fest, dass ich bei dieser Ernährung bleibe. Ich habe meine Ernährung ohnehin nicht umgestellt, weil ich abnehmen, sondern weil ich die belastenden Schmerzen im Bewegungsapparat auflösen und die angekündigte Operation vermeiden wollte.

In dieser ersten Woche erschienen mir Geschmack und Zusammensetzung meiner Mahlzeiten zwar neu und ungewohnt, aber vergleichsweise abwechslungsreich und lecker. Die diversen Diäten, die ich in den letzten zwanzig Jahren ausprobiert habe, um als Sängerin auf mein ideales Bühnengewicht zu kommen, waren dagegen einseitiger, beflügelten meine Fantasie nicht so, und außerdem fühlte ich mich dabei nach einigen Tagen wie ausgelaugt.

TIPP:

Ich esse meinen Salat oder noch ein Stück Obst schon, während ich die Mahlzeiten für meine Familie zubereite, oder ich stelle mir ein großes Glas mit Wasser zurecht. So widerstehe ich einfacher der Versuchung, etwas vom nicht erlaubten Essen zu probieren.

Die Fünf „Tibeter"

Ein altes lateinisches Sprichwort lautet:

Mens sana in corpore sano.
(In einem gesunden Körper wohnt ein gesunder Geist.)

Mein persönlicher Leitsatz, den ich mir jeden Tag immer wieder aufs Neue sage, heißt: „Ich tue, was mir möglich ist, ohne Leistungsdruck."

Neben der Ernährung spielen auch die Fünf „Tibeter" in meinem Alltag eine wichtige Rolle. Zwar befinden sich in dem Buch *Die Fünf „Tibeter"* auch viele gute Ernährungshinweise, doch der Schwerpunkt liegt eindeutig auf den isometrischen Übungen, die steife Muskeln und Gelenke strecken und den Muskeltonus verbessern.

Ohne das westliche Leistungsdruckdenken lassen sie mich den Tag ruhig beginnen. Die Atmung – nicht nur für Bühnendarsteller wie mich das Wichtigste – wird dabei positiv aufgebaut und der Körper in eine positive Spannung versetzt. Ich fühle mich mit diesen Übungen morgens erstaunlich wach (siehe Anmerkung Tag 6).

Mein eigener spiritueller Weg hat zwar andere kulturelle Wurzeln als das Tibetische, aber der körperliche Effekt der Übungen ist unbestritten und man muss auch keinerlei buddhistische Philosophie übernehmen, um diesen für sich zu nutzen. Atmung und Körperkondition werden trainiert – ohne Leistungsdruck und Ehrgeiz. Die Ruhe der Übungsabläufe trägt kraftvoll durch den Tag. Nicht nur für Menschen, die viel mit Sprache und Gesang zu tun haben, ist die richtige Atmung wichtig. Eine gute Atmung stellt die Grundversorgung Ihres Körpers sicher. Dazu verhilft auch die richtige Körperhaltung, für die sich die Fünf „Tibeter" ebenfalls als gute Basis erwiesen haben.

ALLGEMEINE TIPPS UND HINWEISE

Die folgenden Tipps sollen Ihnen beim grundsätzlichen Verständnis der Ernährungsumstellung helfen. In Einzelfragen kann es jedoch sinnvoll sein, eine Selbsthilfegruppe aufzusuchen. Handeln Sie bitte! Warten Sie nicht einfach ab und resignieren Sie nicht!

- Die Abfolge der angegebenen Mahlzeiten sollte nicht verändert werden. Das Obst sollte unbedingt morgens gegessen werden, da es nur auf nüchternen Magen optimal verdaut werden kann. Innerhalb kurzer Zeit kann es so den Magen passieren und im Darm seine Vitalstoffe abgeben. Wird Obst auf vollen Magen verzehrt, ist es zu lange im Magen und gärt dort, was für manche Menschen recht unangenehm sein kann. Mittags sollte Salat sowie warmes Gemüse und abends Vollkornprodukte auf dem Speiseplan stehen. Der Salat und das Gemüse zu Mittag belasten unseren Organismus nicht, sodass wir auch am Nachmittag aktiv sind, ohne uns mit Kaffee wachhalten zu müssen. Die abendliche Vollkornmahlzeit gibt uns dann ein wohliges Sättigungsgefühl und wir haben genug Zeit, diese über Nacht zu verdauen und die Nährstoffe aufzunehmen.

- Obst und Gemüse mit Spülmittel waschen? Igitt! Da... schmeckt mein Obst doch nach Spülmittel. NEIN! Im Gegenteil! Spülen wir nicht all unsere Gläser, Gabeln etc. und führen sie dann zum Mund? Also, spülen Sie Obst ab, wie Sie es auch beim Geschirr machen. Dadurch lösen sich die Schadstoffe besser von der Schale. Bei kleinen Mengen Obst nehme ich etwas Spülmittel in die Hände und verteile es auf dem Obst. Dann wasche ich alles gründlich unter fließendem Wasser. Bei größeren Mengen bereite ich eine Schüssel mit Spülwasser vor, lege das Obst hinein und wasche es später wieder unter fließendem Wasser. Einfach, oder?

- Beim Verzehr von Obst sollte darauf geachtet werden, immer nur eine Obstsorte, nicht verschiedene zusammen zu verwenden. So kann der Körper die zugeführte Nahrung am einfachsten verdauen, weil er nicht viele unterschiedliche Stoffe verarbeiten muss. Bei den Gemüsemahlzeiten spielen diese Überlegungen keine Rolle, denn Gemüse ist für den Körper generell einfacher zu verarbeiten als Obst. Daher können Sie zum Mittagessen so viele Gemüsesorten mischen, wie Sie mögen, und Ihren Salat so bunt gestalten, wie es Ihnen gefällt. Die gesundheitsfördernde Wirkung von grünem Tee ist mittlerweile bekannt und entsprechend gut dokumentiert. Auch die Arthrose-Selbsthilfe empfiehlt ihn als Getränk. Bislang wurden in grünem Tee 130 positiv wirkende Inhaltsstoffe entdeckt, die bei zahllosen Beschwerden hilfreich sein können. Achten Sie aber wegen der Schadstoffbelastung auf Bioware. Wir wollen ja den Körper entgiften, nicht noch stärker belasten, oder? Auch die Zubereitung des Tees ist wichtig. Er darf nur kurz ziehen, sonst schmeckt er bitter. Das Wasser kochen lassen und etwa 12 Minuten lang auf 80 °C Celsius abkühlen. Dann beträgt die Brühzeit ca. 60 bis 70 Sekunden, bei 1 gehäuften Teelöffel auf ½ Liter Wasser.

Eine kleine Ernährungsfibel

In meinen Wochenplänen verwende ich einige für Sie eventuell neue Lebensmittel, zu denen ich Ihnen hier einige kurze Informationen geben möchte.

Bulgur ist grob geschroteter Weizen, der bereits vorgegart wurde.

CereGran® ist vorgekeimtes, daher nicht Säure bildendes Getreide, und eignet sich gut als Müsli (Bezugsquelle siehe Anhang).

Dinkel ist Urweizen und enthält in einem ausgewogenen Verhältnis alle Nährstoffe und Vitamine, die der Mensch braucht.

Grünkern ist halbreif geernteter Dinkel.

Hirse gehört zu den mineralstoffreichsten Getreidesorten und enthält neben viel Fluor, Schwefel, Phosphor, Magnesium und Kalium besonders viel Kieselsäure und Eisen. Im Handel üblich ist die von Schalen befreite Goldhirse. Daneben gibt es die ungeschälte Braunhirse, in der sich die meisten Mineralstoffe und Spurenelemente finden. Vor dem Kochen sollten die Körner 1 Stunde in Wasser einweichen, doch ich habe Hirse auch schon einfach gekocht, ohne sie zuvor einzuweichen. Am besten waschen Sie Hirse immer vor der Zubereitung in einem feinmaschigen Sieb.

Quinoa, eine Körnerfrucht der zentralen Anden, zählt zu den Gänsefußgewächsen. Die senfkorngroßen Samen der Pflanze sind sehr nahrhaft und reich an wertvollem Eiweiß (Lysin), Magnesium und Eisen mit einem hohen Anteil an ungesättigten Fettsäuren. Sie ähneln in ihrer Zusammensetzung Getreide, wirken antiseptisch, stärken die Abwehrkraft und sind glutenfrei.

Sesam enthält viel Calcium, Magnesium, Eisen, Vitamin E und B, Eiweiß sowie Kieselsäure. Die Körner sollten möglichst ungeschält verwendet und kurz in der Pfanne geröstet werden.

Vollkorn-Basmatireis hat die meisten Inhaltsstoffe aller Reissorten, liefert viele Kohlenhydrate und Spurenelemente und erzielt die besten Heilwirkungen.

Grüner Hafertee ist in loser Form im Reformhaus erhältlich. Er fördert die Ausscheidung von Harnsäuren und anderen Stoffwechselabbauprodukten und unterstützt die Entwässerung.

Grüner Tee kommt aus Asien. Er enthält u. a. viermal mehr Vitamin C als Zitronensaft. Darüber hinaus übertrifft er alle Pflanzen an Vitamin-B-Gehalt.

Rooibostee, oder auch Rotbusch-Tee, stammt aus Südafrika und wurde in den letzten Jahren in Europa wieder bekannt. Schon ca. 1930 begannen viele Landwirte mit dem Anbau von Rooibos, der Markt brach aber mit dem Ende des Zweiten Weltkrieges wieder zusammen. Rooibos hat einen weichen, aromatischen Geschmack und bringt viele gesundheitliche Vorteile. Besonders gut eignet sich Rooibos als Durstlöscher, Stärkungsmittel sowie Entspannungs- und Schlaftee.

Basisch wirkende Kerne, Steinfrüchte und Nüsse: Hierzu zählen Sonnenblumenkerne, Cashewkerne; Mandeln, Pistazien, Kokosnüsse (Steinfrüchte; nicht zu verwechseln mit Steinobst, frischen Früchten); Pekannüsse und Maronen.

Andere Nüsse: Walnüsse, Macadamia, Paranüsse.

Obst- und Gemüsesorten

Obst und Gemüse sollten eine der Hauptgrundlagen unserer Ernährung sein. Hier finden Sie einen Überblick über heimische Sorten, die ich zum Teil während meiner Ernährungsumstellung verwendet habe, sowie über ihre saisonale Verfügbarkeit. Zwar sind heute viele Obst- und Gemüsesorten das ganze Jahr über in Supermärkten zu haben, doch gibt es erhebliche Qualitätsunterschiede bei Freiland- oder Gewächshausanbau bzw. Lebensmitteln aus Lagerhaltung. Wenn Sie Obst und Gemüse der Saison kaufen, welches im Freiland kultiviert wurde, können Sie sicher sein, dass sowohl der Geschmack als auch die Nährstoffbilanz besser ausfallen, da diese Lebensmittel einfach frischer sind.

Einheimische Obstsorten

Früchte	Freilandsaison	aus Lagerhaltung bzw. Gewächshaus
Apfel	August–Oktober	November–Mai
Aprikose	Juli, August	
Birne	August, September	Oktober–Januar
Brombeere	August–Oktober	
Erdbeere	Mai–September	
Heidelbeere	Juli, August	
Himbeere	Juni–August	
Holunderbeere	August, September	
Johannisbeere	Juni–August	
Mirabelle	Juli, August	
Pfirsich	Juli, August	
Pflaume	August, September	
Preiselbeere	August–Oktober	
Quitte	Oktober–Dezember	
Sauerkirsche	Juli, August	
Stachelbeere	Juli–September	
Süßkirsche	Juni–August	
Weintraube	August–Oktober	

Südfrüchte

Südfrüchte werden meist das ganze Jahr über importiert und sind somit fast immer erhältlich. Allerdings gibt es bei diesen Sorten natürlich weite Transportwege, sodass man nicht wirklich von frischer Ware sprechen kann. Viele Südfrüchte werden unreif geerntet und reifen erst auf dem Transport nach. Dennoch bieten sie viele Vitalstoffe und bereichern unsere Ernährung sowohl in gesundheitlicher als auch in geschmacklicher Hinsicht.

Verwendet habe ich:

Ananas	Guave	Mango
Avocado	Kakis	Nektarine
Banane	Kaktusfeige	Orange
Carambole	Kapstachelbeere	Pampelmuse
Curuba	Kiwi	Papaya
Datteln	Kokosnuss	Passionsfrucht
Feige	Limette	Wassermelone
Granatapfel	Litschi	Zitrone
Grapefruit	Mandarine	Zuckermelone

Einheimische Gemüsesorten

Gemüse	Freilandsaison	aus Lagerhaltung bzw. Gewächshaus
Aubergine	Juli–Oktober	
Blumenkohl	April–November	
Bohnen	Juli–Oktober	
Brokkoli	Mai–November	Januar–Juli, Oktober–Dezember
Champignons	Januar–Dezember	
Chicorée	Januar–Dezember	
Chinakohl	Mai–November	Dezember–April
Dicke Bohnen	Juni–September	
Eichblattsalat	Mai–Oktober	März, April, November
Eisbergsalat	Mai–Oktober	
Endiviensalat	Mai–November	
Erbsen	Juni–Oktober	
Feldsalat	Januar–Dezember	Januar–Dezember
Fenchel	Juni–November	
Frühlingszwiebel	April–November	
Grünkohl	Oktober–Januar	Februar
Gurke		März–Oktober
Kartoffeln	Juni–November	Januar–Dezember
Kohlrabi	Mai–Oktober	November
Kopfsalat	Mai–Oktober	März, April, November
Kürbis	September–November	Dezember–März

Gemüse	Freilandsaison	aus Lagerhaltung bzw. Gewächshaus
Lauch	Januar–Dezember	Januar–März
Lollo Rosso	Mai–Oktober	März, April, November
Mais	August–Oktober	
Mangold	Juni–Oktober	
Möhren	Juni–November	Dezember–Juni
Paprika	Juli–Oktober	
Radicchio	Juni–November	
Radieschen	Mai–November	
Rettich	Mai–November	Dezember–Mai
Rhabarber	April–Juli	
Rosenkohl	Oktober–Februar	Januar–März
Rote Bete	Juni–November	Dezember–Mai
Rotkohl	Juli–November	Dezember–Juni
Schwarzwurzeln	September–November	Dezember–März
Sellerie	Mai–November	Dezember–April
Spinat	April–November	
Spitzkohl	Mai–November	Dezember–Februar
Steckrüben	September–November	Dezember–April
Tomaten		März–November
Weißkohl	Mai–November	Dezember–Juni
Wirsing	Juni–November	Dezember–Mai
Zucchini	Juni–Oktober	
Zwiebeln	Juni–Oktober	November–Juni

Nicht einheimische Gemüsesorten

Natürlich verwendete ich auch Gemüsesorten, die in unseren Gefilden gar nicht wachsen, aber stetig importiert werden, sodass man sie jederzeit bekommen kann. Dazu gehören z. B. Bambussprossen.

Zum Thema „Salz"

Oft ist in unserer Nahrung zu viel Salz enthalten, was zu Bluthochdruck und vermutlich sogar zu Magenkrebs führen kann. Daher habe ich mich zu diesem Thema informiert und Ihnen hier einiges an Grundwissen zusammengetragen, das auch Ihnen dabei helfen soll, Ihren Salzverbrauch bewusst zu beobachten und gegebenenfalls zu reduzieren:

Mineralsalz besteht zu 39 Prozent aus Natrium – einem der wichtigsten Verbündeten für unsere Gesundheit. Im Übermaß kann dieses Mineral aber auch schaden. In Fertig-Lebensmitteln wie z. B. Fertigsaucen, Dosengemüse, Fertigsuppen, Dosengerichten, Fleischsalat, Gemüse- und Tomatensaft, gesalzenen Nüssen jeder Art, Kartoffelsalat, Pizza, Tiefkühlprodukten, Sauerkraut und Mikrowellenprodukten ist aber oft schon eine große Menge Salz enthalten, sodass man sehr schnell eine erhöhte, und damit ungesunde Menge zu sich nimmt.

Diese und ähnliche Lebensmittel haben schon lange unsere Küchen erobert. Mit der Ernährungsumstellung verschwinden sie aber weitestgehend aus unserem Leben oder werden nur ganz bewusst und in Maßen verzehrt.

Doch damit nicht genug: Hinter vielen Begriffen, die mit Natrium beginnen, verbirgt sich ebenfalls Salz: Natriumdiacetat, Natriumglutamat, Natriumnitrat, Natriumphosphat – um nur einige zu nennen. Viele dieser Salze werden als Geschmacksverstärker oder Konservierungsmittel, als Säureträger im Backpulver, als Stabilisatoren oder als Geliersalze eingesetzt. Selbst in süß schmeckenden, industriell verpackten Lebensmitteln finden sich häufig Salze, da Salz bei der Entfaltung anderer Geschmacksrichtungen hilft. Überdenken Sie also bei Ihrer Ernährungsumstellung und neuen Lebensweise Ihren Salzverbrauch. Beschränken Sie sich auf natürliche Salze wie Himalajasalz, Steinsalz und Ursalz, und versuchen Sie, am Tag nicht mehr als 1 bis 2 Gramm Salz zu sich zu nehmen.

Kräuter und Gewürze

Seit dem 5. Jahrtausend vor Christus werden Kräuter als Heilkräuter und Gewürze verwendet. Schon sehr lange sind also nicht nur ihre kulinarischen, sondern auch ihre gesundheitlichen Vorteile bekannt. Getrocknete und vor allem frische Kräuter sollten deshalb in keiner Küche fehlen. Wenn Sie keinen Garten haben, können Sie frische Kräuter auf der Fensterbank in der Küche oder auf dem Balkon ziehen.

Anis, Baldrian, Bärlauch, Basilikum, Beifuß, Beinwell, Bohnen-kraut, Brennnessel, Echte Kamille, Eibisch, Fenchel, Gartenkresse, Huflattich, Ingwer, Kapuzinerkresse, Knoblauch, Kümmel, Kürbis, Lavendel, Löwenzahn, Meerrettich, Melisse, Oregano, Petersilie, Pfefferminze, Ringelblume, Rosmarin, Salbei, Sauerampfer, Schafgarbe, Süßholz, Schwarzer Pfeffer, Sellerie, Spitzwegerich, Thymian, Weißdorn, Zwiebel – all diese und viele weitere schmackhafte und gesunde Dinge können Sie selbst säen und ernten und in Ihren Ernährungsplan einbauen. Informieren Sie sich, bei welchen Beschwerden bestimmte Kräuter Linderung versprechen und pro-bieren sie es aus. Sie werden von der Wirkung, die auf ganz natür-liche Weise geschieht, überrascht sein!

HINWEISE FÜR LESER, DIE NICHT UNTER ARTHROSE, SONDERN UNTER ANDEREN SCHMERZHAFTEN BESCHWERDEN DES BEWEGUNGS-APPARATES LEIDEN

Dieser Ernährungsplan lässt sich gut für einen Start in ein neues Ernährungsbewusstsein nutzen. Nach 4 Wochen dieses (oder eines ähnlichen, individuell erstellten) Ernährungsplans ist Ihr Körper vermutlich so sensibilisiert, dass Sie auch andere Lebensmittel ausprobieren können, indem Sie sie langsam und zunächst in kleinen Portionen Ihren Mahlzeiten hinzufügen. Sie werden schnell spüren, was Ihnen bekommt oder nicht. Achten Sie deshalb genau auf Ihren Körper! Der Körper reagiert sehr deutlich darauf, was ihm bekommt und was nicht, und zeigt dies durch Übelkeit, Schlappheit, Unwohlsein, Schmerzen etc. Vielleicht haben Sie sich aber auch schon so an den neuen Geschmack und das neue Lebensgefühl gewöhnt, dass Sie gar nicht mehr experimentieren möchten.

Ein neues Ernährungsbewusstsein beginnt im Kopf

Diesem Satz kann ich nur zustimmen. Ich habe meine Ernährung in den letzten zwanzig Jahren immer wieder hinterfragt und neu gestaltet. Doch bislang konnte und wollte ich sie nicht *grundlegend* verändern und habe damit meinem Körper sicher oft mehr geschadet als genutzt. Aber als ich dann durch meine Arthrose gezwungen war, meine Ernährung dauerhaft und sinnvoll umzustellen, war das ein spannender Prozess, aus dem ich viel gelernt habe und der mir eine völlig neue Lebensqualität schenkte. Sicher ist eine gewisse Konsequenz vonnöten, doch mit zunehmender Gewöhnung fällt diese immer leichter.

Ich entdeckte den Spaß an dieser neuen Ernährung, die wenig kostet, und deren Zutaten in jedem Reformhaus oder Drogeriemarkt erhältlich sind. Zudem ist Biokost, die man sich bei dieser Ernährung möglichst häufig gönnen sollte, auch in Supermärkten immer weiter auf dem Vormarsch und so für jeden leicht zu besorgen. Frisches Gemüse und Obst gibt es ohnehin überall. Jeder Mensch kann lernen, auf seinen Körper und dessen Signale zu achten. Ebenso kann sich jeder die Zeit nehmen, sich zu informieren und die gewonnenen Erkenntnisse entsprechend in seinem Leben umzusetzen.

Als ich diese Aufzeichnungen begann, rechnete ich nicht mit einem schnellen und kurzfristigen Erfolg. Ursprünglich plante ich, zunächst 8 Wochen dieser Ernährungsweise schriftlich festhalten und dann so lange konsequent danach zu leben, bis sich eine Besserung eingestellt hätte. Daraus erwuchs der *7 + 1 Woche*-Ernährungsplan, den ich Ihnen in diesem Buch vorstelle. Die *+1 Woche* war jene Woche, in der meine Beschwerden bereits so stark abgeklungen waren, dass ich bereits Ausnahmen zuließ.

Aber lesen Sie selbst und entscheiden Sie, was für SIE der richtige, auf Sie persönlich zugeschnittene Weg ist!

HINWEISE FÜR AN ARTHROSE ERKRANKTE LESER

Sie sollten die Ernährungsvorschläge so lange (bis zu zwei Jahren) konsequent beherzigen, bis Sie beschwerdefrei sind. Probieren Sie erst danach Nachstehendes nach individuellem Ermessen aus.

Wichtiges vorab ...

Ich kann die Welt nicht verändern, aber einen einzelnen Menschen: mich selbst.

Karlheinz Böhm

Zu Beginn einer solchen Ernährungsumstellung stellen sich jedem die Fragen: Was fange ich mit all den neuen oder alt bekannten Lebensmitteln an? Wie kombiniere ich sinnvoll und schmackhaft? Wie koche ich mit geringeren Mengen Salz, ohne dass die Speisen völlig geschmacksneutral sind? Und wie werde ich trotz Befolgen des neuen Ernährungsplans satt? Ich kann auf alle diese Fragen zusammenfassend eine einfache Antwort geben: Ausprobieren, immer wieder ausprobieren! Sich Zeit nehmen und herausfinden, was schmeckt. Sich überraschen lassen von dieser neuen Herangehensweise und die eigenen Sinne bereichern lassen.

Ich hatte oft alle neuen Lebensmittel zur Auswahl vor mir liegen und fragte mich, worauf ich heute wohl Appetit hätte. Auf diese Weise entstanden sicherlich manch sonderbare Kreationen. Aber erlaubt ist, was schmeckt!

Um den für mich gewohnten Geschmack meiner üblichen Speisen anfangs nicht ganz aufzugeben, brachte ich in den ersten zwei Wochen oft Bio-Gemüsebrühe bei den warmen Speisen (Nudeln, Reis, Getreide oder Gemüse) zum Einsatz. Erst nach und nach stellte ich mich um, kochte und dünstete später auch in purem Wasser und salzte erst zum Schluss ein bisschen nach. So verlor ich nicht den Überblick.

Beim Einkaufen ist mein Leben sogar erheblich einfacher, ja richtig entspannt geworden. Ich muss nicht mehr in den Regalen suchen und herausfinden, was es Neues gibt und was mir vielleicht helfen und schmecken könnte. Jetzt habe ich einen Einkaufszettel, und das war's.

Halten Sie sich an die Abfolge der angegebenen Speisen. Essen Sie morgens Obst, mittags Salat und warmes Gemüse und abends Vollkorn.

Es gibt viele Möglichkeiten, wie Sie Wasser – und das Sie reichlich – zu sich nehmen sollten: Sie reichen von eiskalt bis heiß. Mal trinke ich genüsslich, mal hastig. Diese sinnlichen und sinnvollen Erlebnisse und Variationen brauche ich, damit sich mein Kopf nicht langweilt und keine Gelüste entwickelt, die mir nicht guttäten.

Auch das Gemüse lässt sich jeden Tag anders schneiden: grob, fein und in verschiedenen Formen und Farbkombinationen. Der Fantasie sind da keine Grenzen gesetzt.

Zwiebeln vertrage ich seit der Ernährungsumstellung erstaunlich gut. Vorher waren sie von meinem Speiseplan gestrichen, weil sie so unangenehme Nebenwirkungen hatten. Heute esse ich mindestens 1 Zwiebel pro Tag.

1 Tasse Tee nach dem Essen macht angenehm satt und fit. Probieren Sie das einfach ab und zu aus. Planen Sie mehr Zeit für Ihre Mahlzeiten ein! Salat, warmes Gemüse sowie Vollkornbrot müssen einfach länger gekaut werden. Aber das ist ja Zeit für Ihr Wohlbefinden. Wenn ich mir für meine Ernährung keine Zeit nehme und daraufhin krank werde, kostet mich das letztlich auch viele Stunden für Arzt-, Therapeuten- oder Apothekenbesuche. Dann doch lieber die Zeit mit dem Genuss meiner gesunden Mahlzeiten verbringen.

An der Zubereitungszeit der Speisen ändert sich wenig. Klar, eine Pizza in den Backofen zu schieben, geht bedeutend schneller, aber wenn man bislang normal gekocht hat, ergibt sich durch die Ernährungsumstellung kaum ein Zeitunterschied. Ich mache es so: Während ich den täglichen Salat esse, dünste ich das Gemüse, das ich vorher vorbereitet habe. So ist alles frisch und ich spare Zeit.

Geißrautenkrauttee reduziert das Hungergefühl. Ich habe ihn für diese Ernährungsumstellung nicht gebraucht, ihn aber früher des Öfteren getrunken. Deshalb erwähne ich ihn hier. Sie bekommen ihn in loser Form in der Apotheke. Informieren Sie sich selbst. Außerdem kann 1 frisches oder getrocknetes Salbeiblatt, das Sie zerkauen, Heißhunger bremsen.

In den ersten 7 Wochen lassen sich die Ernährungspläne der einzelnen Wochen und Tage beliebig austauschen.

Ich habe die Aufzeichnung der ersten beiden Wochen bewusst einfach gehalten, weil meiner Ansicht nach zu viele Anweisungen verwirren und abschrecken. Wem das zu wenig ist, der darf gern auf das Buch „Es gibt auch einen anderen Weg" von Astrid und Klaus Schaper (siehe Literaturempfehlungen, Seite143 ff.) zurückgreifen oder erst einmal die sechs Wochenaufzeichnungen komplett durchlesen, die Wochen nach Belieben tauschen und sich seinen individuellen Essensplan erstellen. Ich steigere von Woche zu Woche die Ausführlichkeit und Genauigkeit der Mengenangaben, führe sie aber nie zu einem Rezeptbuch aus. So möchte ich die individuelle Kreativität fördern, die jeder in sich entdecken kann und soll. Übung macht bekanntlich den Meister. Und über Geschmack lässt sich nicht streiten. Warum ein Rezept mit Gewürzen nach Vorgabe kochen, wenn man an diesem Tag gerade auf etwas anderes Appetit hat?

PRAKTISCHE TIPPS, BEVOR ES LOSGEHEN KANN

Waschen Sie gebrauchte Küchengeräte, wie zum Beispiel Reibe, Siebe, Teesiebe, Schüsseln, Töpfe, Messer etc., am besten sofort unter fließendem Wasser ab. Dann ist das Aufräumen später viel schneller erledigt. Angetrockneter Tee im Teesieb oder Becher, getrocknetes Obst und Getreide im Sieb oder in der Reibe lassen sich nämlich nur mit Mühe und schwer entfernen. Eventuell ist es auch erforderlich, einen neuen Topf oder eine Pfanne zu kaufen, damit es schneller bei der Zubereitung geht. Zu teuer? Denken Sie nur einmal an die fehlenden Apothekengänge oder die vielen überflüssigen Genussmittel und Zusatzmittel, die Sie bisher immer gekauft haben. Das gesparte Geld ist sinnvoll investiert.

Aller Anfang ist schwer

In der 1. Woche wuchs ich auch mental, weil ich meinen Willen stärken musste, um die Ernährungsumstellung konsequent vorzunehmen. Mit Sicherheit habe ich beim Kochen nicht alles sofort genau so gemacht, wie es sein sollte. Und so richtig lecker (wie früher mit all den Geschmacksverstärkern, Salz und Co.) schmeckte es anfangs auch nicht immer. Sowohl die Kombination der Lebensmittel als auch ihre Zubereitung und Würzung waren ungewohnt. Aber aller Anfang ist schwer. Doch ich hatte ein deutliches Ziel vor Augen, das mich durchhalten ließ. Der Schmerz war stark, die Alternativen klein bzw. abschreckend genug, um meinen Willen zum konsequenten Durchhalten anzustacheln. Es ist immer noch besser, irgendwie anzufangen, als sofort aufzugeben. Und besser als mein altes Essverhalten war dieser neue Weg allemal. Geduld, Gelassenheit mit der neuen Situation, eine Portion Humor, Hoffnung und Selbstvertrauen gehören dazu. Jeder muss auf seine Weise in ein neues Ernährungsbewusstsein hineinwachsen. Und da ist jeder Mensch anders. Der eine hält sich sofort konsequent an Anweisungen, der andere tut sich schwer damit. Körper und Geist brauchen Zeit, sich umzustellen. Arbeiten Sie daran, Ihren Tagesablauf so zu organisieren, dass eine Ernährung mit frischer Kost möglich ist. Wenn Sie in einem Restaurant essen, äußern sie Ihre Sonderwünsche. Oft ist mehr möglich, als man glaubt. Die Obstphase kann auch bis in den Nachmittag hineingezogen werden, und dann kommt abends das warme Essen. Wo ein Wille ist, ist auch ein Weg!

WENN SIE MITTAGS NICHT KOCHEN KÖNNEN

Es empfiehlt sich, den Salat morgens oder am Abend zuvor zuzubereiten und ihn in einer Frischhaltedose mitzunehmen. Das warme Essen kann auch notfalls einmal am Abend vorher zubereitet werden und am nächsten Tag vorsichtig erwärmt werden. Ich mache das zwar nicht, weil mein Tagesablauf es mir ermöglicht, frisch zu kochen, aber ich finde, es ist immer noch besser, etwas Gesundes, Aufgewärmtes zu essen, als auf Fastfood und Co. zurückzugreifen.

Wie verarbeite ich Obst und Gemüse?

Der Kreativität sind hier keine Grenzen gesetzt. Erlaubt ist, was Spaß macht und dem Auge gefällt. Möhren lassen sich in so unterschiedliche Formen schneiden. Man kann sie mit der Reibe grob oder fein reiben oder im Mixer zerkleinern. Man kann die Gurke oder Paprika mit oder ohne Schale verwenden oder die Schalen extra hinzufügen. Genauso ist es beim Salat. Man kann die Blätter ganz lassen, sie mit der Hand zerpflücken oder mit dem Messer fein säuberlich klein

Arthrose – Adieu Gelenkschmerz!

schneiden. Verstehen Sie, was ich meine? Das Auge isst mit. Seien Sie kreativ! Beginnen Sie *heute*!

Wenn Sie die genannten Tipps für eine Ernährungsumstellung beherzigen und sich dabei vielleicht auch von meinen Erfahrungen und Ideen für einen entsprechenden Essensplan inspirieren lassen, werden Sie eine große Veränderung in ihrem körperlichen Befinden erfahren. Sie werden sich leichter fühlen und ihre Schmerzen werden höchstwahrscheinlich zurückgehen. Wenn Sie dazu noch eine Bewegungsform finden, die Ihnen guttut und die Ihnen Spaß macht, werden Sie sich auf lange Sicht auch erheblich fitter und flexibler fühlen. Zusätzlich sollten Sie auch Ihren Geist trainieren und den Bedürfnissen Ihrer Seele gerecht werden, um ein umfassendes Wohlgefühl zu erreichen und Ihr Leben in vollen Zügen genießen zu können. Im nächsten Abschnitt möchte ich Ihnen daher ein Fitnessprogramm für Leib und Seele nahelegen, das mich in der Zeit der Ernährungsumstellung sehr unterstützt hat und es auch weiterhin tut.

FITNESSPROGRAMM
FÜR LEIB UND SEELE

Ein ganzheitliches Fitnessprogramm gibt es bei mir nicht erst seit der Ernährungsumstellung. Ich nehme mir möglichst jeden Morgen Zeit, um etwas für Körper, Geist und Seele zu tun. Manchmal mache ich diese unterschiedlichen Dinge nicht am Stück, sondern verteile sie in kurzen Intervallen über den Vormittag. Entscheiden Sie selbst und überlegen Sie, was Sie sinnvoll in Ihren Tagesablauf integrieren können. Doch versuchen Sie, sich etwas Zeit für sich nehmen – und möglichst nicht erst, wenn Sie krank geworden sind.

Der Morgen eignet sich meines Erachtens dafür am besten, weil man dann mit guten Gedanken und einem positiven Gefühl in den Tag startet. Dafür stehe ich mittlerweile gern etwas früher auf. Ich habe zwar sehr viele Jahre dafür gebraucht, aber nun bin ich froh, die Kraft dazu zu finden und es hinzubekommen, denn bloße Vorsätze bringen einen nicht weiter. Man muss es tun! Und dank der neuen Ernährung bin ich morgens einfach früher fit.

Sollte es bei Ihnen nicht klappen, planen Sie Ihr Fitnessprogramm zu irgendeiner anderen Tageszeit ein. Hauptsache, Sie beginnen damit, sich Zeit für sich zu nehmen.

Und wenn Sie es wirklich wollen, werden Sie im Laufe der Monate oder Jahre Ihren Tagesablauf ebenfalls so umstrukturieren, dass Sie in den Morgenstunden dieses Fitnessprogramm absolvieren können. Das neue Wohlbefinden wird Ihnen Kraft geben.

Für den Körper

Hier bieten sich Gymnastik, Entspannungstechniken, Walken oder Spaziergänge an. Darunter fällt auch, dass Sie bei kurzen Wegstrecken das Auto einmal stehen lassen oder statt des Aufzugs die Treppe nehmen. Ein Hund, der Sie vor allem fordert und keine faulen Ausreden gelten lässt, ist natürlich ein idealer Begleiter für tägliche Spaziergänge bei Wind und Wetter. Auch einfache Atemübungen, die Sie nebenstehend finden, dienen Ihrem körperlichen Wohlgefühl und sollten stets Bestandteil Ihres persönlichen Fitnessprogramms sein.

EINFACHE ATEMÜBUNGEN

1 Minute Ruheatmung: Einfach 1 Minute ruhig ein- und ausatmen und dabei fühlen, wie der Atem immer tiefer in den Bauch/Flankenbereich fließt. Strecken Sie dabei Ihre Wirbelsäule, machen Sie sie lang, vermeiden aber ein Hohlkreuz. Diese Übung kann im Sitzen, Stehen oder Liegen durchgeführt werden. Stellen Sie sich dabei ruhig eine Stoppuhr. Dann können Sie sich ganz auf Ihre Atmung konzentrieren und sehen nicht immer auf die Uhr, ob die Zeit nun um ist.

15 Sekunden Schulter-/Brustkorbatmung: Einfach 3-mal tief ein- und ausatmen und dabei die Schultern zu den Ohren hochziehen (Einatmung) und wieder fallen lassen (Ausatmung). Diese Atmung hilft besonders, Stress und Wut abzubauen.

15 Sekunden Bauch-/Rückenatmung: Diese Atmung entspannt und kann gut im Sitzen, Stehen oder Liegen durchgeführt werden. Dabei atmen Sie tief ein und spüren achtsam nach, wie der Atem in Ihren Rücken fließt, Ihre Rippen weitet (das fühlen Sie auch deutlich an der Unterlage Ihres Rückens bzw. an der Stuhllehne) und dann Ihren Bauch erreicht und diesen nach vorne wölbt. Dann atmen Sie aus und verfolgen den Atem, wie er wieder durch Ihren Körper zurückfließt.

Sie können diese Übung auch machen, wenn Sie im Auto an der Ampel oder an der Kasse im Supermarkt stehen. Kurz gesagt, bei jeder langweiligen Wartezeit.

Für den Geist

Dazu zählt etwa das Lesen der Tageszeitung oder von Sachbüchern (siehe Literaturempfehlungen, Seite 143 ff.) nicht aber das Lesen von Büchern, die einfach nur ablenken oder unterhalten, wie z. B. Romane. Diese können Sie zu einem anderen Zeitpunkt lesen. Sie gehören nicht zum Fitnessprogramm. Der Geist soll motiviert und aktiviert werden. Lesen Sie Bücher und Zeitschriften, die Ihr Leben positiv verändern können. Gewöhnen Sie sich auch an, einige Textpassagen laut vorzulesen, und schon haben Sie eine aktive Atemübung mit einer Sprachübung kombiniert.

Für die Seele

Hierzu gehören Gebete oder Meditation und die Beschäftigung mit religiösen, spirituellen oder kosmologischen Themen. Eine gemütliche Atmosphäre zu schaffen, wie beispielsweise in der Dunkelheit eines Wintermorgens eine Kerze anzuzünden, trägt zur Entspannung bei. Öffnen Sie ein Fenster und genießen Sie die frische Luft. Atmen Sie tief: Lassen Sie zunächst die verbrauchte Luft aus ihren Lungen strömen, dann atmen Sie langsam und ruhig ein und aus. Das erfrischt Körper und Seele. Der lebenswichtige Sauerstoff wird am besten über die bewusste und tiefe Atmung aufgenommen.

Nehmen Sie die morgendlichen Geräusche der Umgebung bewusst wahr oder lassen Sie die Stille auf sich wirken. Betrachten Sie den Sternenhimmel oder genießen Sie einen Sonnenaufgang. All dies sind bemerkenswerte Bewusstseinsübungen, die jeder leicht durchführen kann.

Mindestens einmal am Tag sollten Sie die Schönheit der Welt bewusst wahrnehmen. Wann haben Sie das letzte Mal in den Wolken ein Tier oder ein anderes Gebilde entdeckt oder im Regen getanzt, anstatt sich zu ärgern, dass Sie den Schirm vergessen haben?

7 + 1 WOCHE –
DER ERNÄHRUNGSPLAN

Der nachfolgende Plan zeigt einerseits die Grundstruktur der Ernährungsumstellung auf und liefert Ideen für die Zusammenstellung Ihrer Mahlzeiten, andererseits ist er aber auch zugleich ein Bericht über meine Erfahrungen mit dieser speziellen Form der Ernährung. Dieser Bericht ist ungeschönt ehrlich und zeigt Ihnen, wie schwer es sein kann, sich in dieses neue Ernährungsbewusstsein einzufinden. Ich möchte hier nichts verherrlichen, auch wenn das Ganze rückblickend sehr erfolgreich für mich ausging.

Die Rubrik „Anmerkung" ist als ein tägliches Gefühlsbarometer zu verstehen. Dort habe ich Gedanken und Erkenntnisse des jeweiligen Tages festgehalten, die Sie vielleicht genauso oder ähnlich erleben werden. Diese Anmerkungen werden Ihnen hoffentlich zeigen, dass Sie sich jetzt nicht mehr mit Ihren Problemen bei der Ernährungsumstellung allein fühlen müssen.

Möglicherweise schreiben Sie auch Ihre Erfahrungen und Gefühle in ein eigens dafür angelegtes Tagebuch. Das klärt Ihre Gedanken und Sie haben Ihre Aufzeichnungen für später immer parat. Darüber hinaus können Sie Ihre Erfahrungen auf diese Art auch mit anderen teilen. Mitstreiter gibt es, wie Sie jetzt wissen, genug. Machen Sie sich gegenseitig Mut, überwinden Sie die Anfangsschwierigkeiten und beginnen Sie ein neues Leben ohne Schmerzen!

Das Motto der 1. Woche: Gesund satt werden

Diese erste Woche diente der grundsätzlichen Eingewöhnung. Ich entdeckte, dass ich auch ohne Fleisch, Wurst und Milchprodukte satt werden konnte. Zudem machte ich ganz neue Erfahrungen mit dem Eigengeschmack von Lebensmitteln: Da ich nicht mehr so viel Salz verwendete, kam der eigentliche Geschmack der Speisen weitaus besser zum Vorschein, da sich gleichzeitig meine Achtsamkeit beim Essen erhöhte. Die Gewürze waren Nebensache und dienten nur zum Verfeinern, d. h., ich erlebte und schmeckte viele Lebensmittel vielleicht zum ersten Mal recht *pur*.

Bevor es nun endlich losgeht

Gewürze

Als Gewürze verwendete ich in dieser Woche Pfeffer, Curry, Paprika sowie eine italienische Kräutermischung.

Natürlich kenne ich dem Namen nach noch mehr Gewürze, aber in letzter Zeit habe ich hauptsächlich mit Salz und/oder pflanzlicher Flüssigwürze ohne Hefeextrakt gewürzt. Sie können aber noch Gewürze hinzufügen, die Sie gern mögen.

Kräuter

Hier habe ich in dieser ersten Woche hauptsächlich mit Schnittlauch, Zitronenmelisse, Bohnenkraut und Basilikum gearbeitet, die ich frisch im Topf zu Hause ziehe. Vielleicht kennen Sie ja mehr? Nur Mut, kaufen Sie alle frischen Kräuter ein, die Sie im Handel bekommen. Probieren geht über Studieren!

Mengenangaben

Auf genaue Mengenangaben habe ich in diesem Buch aus gutem Grund verzichtet: Ich aß in meiner Umstellungsphase so viel, bis ich wirklich satt war. Wenigstens das wollte ich beibehalten und werde es auch weiterhin tun. Ich wollte ja nicht abnehmen, sondern gesund werden. Das Abnehmen kommt dabei durch die Umstellung ohnehin ganz von selbst. So finden Sie als Mengenangabe höchstens einmal die Formulierung „1 Portion", sodass Sie diese nach Ihrem Gefühl und Appetit gestalten können. 1 Portion auf dem Einkaufszettel bedeutet, dass Sie innerhalb dieser Woche eine Mahlzeit aus den angegebenen Lebensmitteln zubereiten sollten. In dieser Woche geht es darum, die Angst, nicht genug zu bekommen, nicht satt zu werden und ständig kulinarisch unbefriedigt zu sein, zu überwinden. Sie werden vorsichtig die Grundsteine für Ihre Disziplin legen, mit deren Hilfe Sie dieses Programm durchhalten werden.

Die Mengenangaben sind für mich auch deshalb irrelevant, weil die Geschmäcker ja verschieden sind. Mancher mag das eine Gemüse mehr, dafür das andere weniger. Die Mischmenge untereinander spielt keine Rolle. Variieren, kombinieren und komponieren Sie von Anfang an nach Ihren persönlichen Bedürfnissen!

Nur die Abfolge der Mahlzeiten (morgens, mittags, nachmittags und abends) sollten Sie beibehalten.

ZUR ERINNERUNG:

Bis mittags Obst essen, dann Salat und warmes Essen, später Nüsse oder Müsli und abends Brot und Beilage. Wegen der Säurebildung Brot und warmes Essen nicht im Tagesablauf tauschen!

ZUM THEMA „BRAUNHIRSEMEHL":

Wird das Braunhirsemehl pur gegessen, d. h. nicht mit einer zerdrückten Banane oder CereGran® vermischt, so nimmt man es teelöffelweise in den Mund und spült es jeweils mit einem Schluck Wasser herunter. **Achtung! Braunhirsemehl darf nicht erhitzt werden.**

Die Einkaufsliste für die 1. Woche

Ein kleiner Service, der die Umstellung erleichtern soll. Damit Sie sich nicht mühselig einen Einkaufszettel schreiben müssen, können Sie diese Seiten aus dem Buch kopieren und sie direkt zum Einkaufen mitnehmen. Leichter geht es nicht!

TIPPS

- Da es die folgenden Lebensmittel nur in abgepackter Form und Menge gibt, können Sie diese bei Bedarf auch noch in den kommenden Wochen verbrauchen.
- Gemüse und Obst sollten Sie dagegen immer frisch einkaufen! Machen Sie sich diese kleine Mühe, besonders in den ersten 8 Wochen Ihrer Ernährungsumstellung. Es lohnt sich.
- Gewürze können Sie nach persönlichem Wunsch und Geschmack verwenden.
- Noch ein Tipp zum Thema „grüner Tee": Kaufen Sie losen Tee, keine Teebeutel. So schmeckt der Tee einfach aromatischer. Besorgen Sie sich, wenn nötig, ein Teesieb. Er ist praktisch und lässt sich immer wieder verwenden. Oder geben Sie den Tee lose in die Tasse und gießen Sie ihn dann nach dem Ziehen durch ein Teesieb ab.

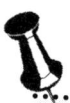

Haltbare Lebensmittel aus dem Reformhaus oder Bioladen

- Pfefferminztee
- Rooibostee
- Leinöl, Olivenöl oder ein anderes Bio-Öl
- Hartweizenspätzle (1 Portion)
- Vegetarische Bio-Gemüsestreuwürze und Bio-Gemüsebrühe ohne Geschmacks-verstärker und Hefeextrakt
- Nüsse, Mandeln, Sonnenblumenkerne, Pistazien ...
- Rosinen
- Vollkornbrot (für den täglichen Verzehr abends)
- Vegetarische Pasteten mit ungehärteten Fetten (für den täglichen Verzehr abends)
- Butter (für den täglichen Verzehr abends)
- Frische Kräuterpflanzen, z. B. Petersilie, Schnittlauch, Liebstöckel, Zitronenmelisse, Bohnenkraut und Basilikum, oder was Ihnen sonst gut schmeckt. Lebendige, nach-wachsende Pflanzen im Topf halten länger als frische, geschnittene Kräuter und sind weit schmackhafter als getrocknete Kräuter.
- Stilles Wasser (hierbei sollten Sie darauf achten, dass das Wasser nicht zu mineralhaltig ist, also eher wenig Calcium und Magnesium enthält. Der Körper kann Mineralien nur aus organischen Lebensmitteln – sprich Pflanzen – verarbeiten, nicht aber aus anorganischen. Die hohen Konzentrationen mineralischer Inhaltsstoffe in manchen Mineralwassersorten sind durch das Wasser direkt aus dem Gestein und dem Erdboden gelöst und nicht durch eine Pflanze aufgenommen worden. In dieser Form sind die Mineralien für den Körper nahezu nutzlos und eher eine Belastung.)
- Zitronen
- Braunhirsemehl (aus dem Reformhaus)
- Bulgur (1 Packung)
- Quinoa (1 Packung)
- Vollkornreis (1 Packung)
- Ungeschälte Sesamkörner (1 Packung)
- Dinkelkörner (1 Packung)
- CereGran® (Bezugsquelle siehe Anhang unter „Nützliche Adressen & Tipps", Seite 146 ff.)
- Teesieb, wenn noch nicht vorhanden

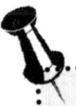

Frisches Gemüse, Obst und Kräuter

- Äpfel — wenn gewünscht, nach täglichem Bedarf
- Nektarinen — 2 Portionen
- Tomaten — 2 Portionen
- Romanasalat — 2 Portionen
- Bananen — wenn gewünscht, nach täglichem Bedarf
- Paprikaschoten — wenn gewünscht, nach täglichem Bedarf
- Schlangengurke — wenn gewünscht, nach täglichem Bedarf
- Birnen — 1 Portion
- Radieschen — wenn gewünscht, nach täglichem Bedarf
- Zucchini — 1 Portion
- Champignons — 1 Portion
- Austernpilze — 2 Portionen
- Zwiebeln — wenn gewünscht, nach täglichem Bedarf
- Möhren — wenn gewünscht, nach täglichem Bedarf
- Kartoffeln — 1 Portion
- Orangen — 1 Portion
- Porree — 1 Portion

1. Woche, 1. Tag

Morgens: Grüner Tee
Nektarinen
Vormittags: Äpfel
Eine Obstsorte nach Belieben
Mittags:
Salat: Tomaten, Romanasalat, Wasser und Gewürze sowie Olivenöl.
Warmes Essen: Hartweizenspätzle, in Gemüsebrühe gekocht. Mit
Gemüse war ich noch überfordert und hatte auch keine Zeit für die
Zubereitung. Sie können ein Gemüse Ihrer Wahl dazu dünsten.
Nachmittags: 1 kleine Handvoll basische Nüsse (inkl. 3 Mandeln),
Kerne oder Trockenfrüchte.
Abends: Vollkornbrot und vegetarische Pastete (z. B. Pilzpastete,
Pfefferpastete), Butter, Gewürze, frische Paprika, Gurke und frische
Kräuter. Alles in Scheiben geschnitten und aufs Brot gelegt, schmeckt
wirklich knackig und lecker.
Getränke: stilles mineralarmes Wasser, kalt oder heiß. Immer wenn
der Hunger kommt, eine gute Alternative.
Anmerkung: Ich habe recht spontan mit der Ernährungsumstellung
angefangen. Obst und grünen Tee hatte ich noch, alles andere kaufte
ich am Vormittag ein. Bislang dachte ich ja, ich würde mich – mit
einigen Ausnahmen – gesund ernähren …

Zwischen den Früchtemahlzeiten (nicht vergessen: immer nur eine
Obstsorte zur gleichen Zeit!) habe ich immer zwischen 1 und 2 Stunden
Abstand gehalten.

Den Vormittag nutzte ich für den ersten Einkauf und bin deshalb
gar nicht zur 3. Obstmahlzeit gekommen. Alles war noch etwas
unorganisiert. Ich hatte mir auch das Buch *Die Fünf „Tibeter"* besorgt
und angefangen darin zu lesen, damit ich am nächsten Tag damit beginnen konnte. Es müssten ja für Sie nicht die Fünf „Tibeter" sein. Walken,
Spaziergänge, gymnastische Übungen, Schwimmen etc. sind genauso
gut. Entscheiden Sie selbst, was Ihnen guttut.

1. Woche, 2. Tag

Morgens: Grüner Tee
Nektarinen
Fitnessprogramm für Leib und Seele
Körperübung: Die Fünf „Tibeter"
Vormittags: Apfel
Birne
Mittags:
Salat: Radieschen, Romanasalat, Zitronensaft, Wasser, Olivenöl und frische Kräuter.
Ich habe mir an diesem Tag bewusst nicht so viel Salat gemacht, weil ich einfach mehr Hunger auf etwas Warmes hatte.
Warmes Essen: In Gemüsebrühe gekochter Bulgur und Quinoa, gedünstete Zucchini und Champignons. Dazu 2 gebratene Austernpilze.
Nachmittags: 1 zerdrückte Banane mit 3 Esslöffeln Braunhirsemehl
Abends: Wie Tag 1: Vollkornbrot und vegetarische Pastete (z. B. Pilzpastete, Pfefferpastete), Butter, Gewürze, frische Paprika, Gurke und frische Kräuter. Und dazu gibt es noch Tomaten.
Getränke: Wasser, kalt oder heiß.
Anmerkung: Zu meinem Fitnessprogramm für Leib und Seele gehörten ab dem zweiten Tag meiner Ernährungsumstellung die Körperübungen Fünf „Tibeter". Ich fing mit 3 Wiederholungen pro Übung an, das reichte erst einmal. Je nach persönlichem Ermessen kann man das Programm pro Woche um zwei Übungseinheiten erhöhen, bis man auf 21 Wiederholungen pro Übung kommt.

Zu den Austernpilzen sagte mir der Verkäufer: „Sie sind das Kalbfleisch unter den Pilzen." Ich lernte wirklich viel Neues … Gebraten und gewürzt schmecken sie wirklich sehr gut.

Nach dem grünen Tee am Morgen habe ich mir die halbe Stunde bis zu den Nektarinen damit vertrieben, die Fünf „Tibeter" das erste Mal auszuprobieren. Das lenkte ab und tat wirklich gut. Bei diesen

Übungen sollte man sich nicht zu ernst nehmen und keine Höchstleistungen von sich erwarten, sondern Spaß, Humor und dauerhaften
Erfolg in den Vordergrund stellen. Die Übungen waren für mich
leichter durchzuführen als erwartet – vielleicht weil ich selbst dachte, dass für mich alternativ nur eine Operation infrage käme?
Nur eine Sorte Obst zu essen fiel mir sehr schwer. Ich war es
gewohnt, mehrere Sorten gleichzeitig als Obstsalat zu essen. Doch
ich merkte in der Praxis, dass diese Beschränkung sehr sinnvoll war.
Ich habe seitdem keine Beschwerden bei der Verdauung, unter denen
ich nach dem Genuss von Obst früher öfter litt.

1. Woche, 3. Tag

Morgens: Grüner Tee
Fitnessprogramm für Leib und Seele
Körperübung: Die Fünf „Tibeter"
Nektarinen
Vormittags: Apfel, später 1 Birne
Mittags:
Salat: Wie an Tag 2 aus Radieschen, Romanasalat, Zitronensaft,
Wasser, Olivenöl und frischen Kräutern
Warmes Essen: Wie an Tag 2: In Brühe gekochter Bulgur und Quinoa,
gedünstete Zucchini und Champignons. Dazu 2 Austernpilze. Diesmal
hatte ich sie aus Zeitgründen mitgedünstet. Das schmeckte aber nicht
besonders lecker. Ich empfehle, sie zu braten.
Nachmittag: 1 kleine Handvoll basische Nüsse (inkl. 3 Mandeln),
Kerne oder Trockenfrüchte.
Abends: Wie Tag 1: Vollkornbrot und vegetarische Pastete (z. B. Pilz-
pastete, Pfefferpastete), Butter, Gewürze, frische Paprika, Gurke und
frische Kräuter.
Getränke: Wasser, kalt oder heiß.
Anmerkung: Die Fünf „Tibeter" gehörten ab jetzt zu meinem regel-
mäßigen morgendlichen Körperprogramm.

Ich griff übrigens bewusst auf die gleichen Lebensmittel wie an den ersten beiden Tagen zurück, weil mir der neue Ablauf einfach noch nicht vertraut war. Da blieb ich einfach bei dem, was mir schmeckte. Außerdem hatte ich zu viel gekocht oder eingekauft, sodass für den nächsten Tag noch reichlich da war. Selbstverständlich garte ich das Gemüse immer frisch und bereitete auch den Salat frisch zu.

1. Woche, 4. Tag

Morgens: Grüner Tee
Fitnessprogramm für Leib und Seele
Körperübung: Die Fünf „Tibeter"
Nektarinen
Vormittags: Apfel, später eine Obstsorte nach Belieben.
Mittags:
Salat: Gurke, Radieschen, Möhre und frische Zwiebel. Salatsauce wie gewohnt.
Warmes Essen: Tomaten und Möhren, in Gemüsebrühe gedünstet, mit Pellkartoffeln.
Nachmittags: 1 zerdrückte Banane mit 3 Esslöffeln Braunhirsemehl.
Abends: Vollkornknäckebrot und dünne Gurkenscheiben, Vollkornbrot und vegetarische Pastete (z. B. Pilzpastete, Pfefferpastete), Butter, Gewürze, frische Paprika und frische Kräuter.
Anmerkung: Direkt nach dem grünen Tee machte ich jetzt immer die Fünf „Tibeter" , die isometrischen Übungen für Atmung und Körper. Einen kleinen Spaziergang und eine vitalisierende Dusche plante ich ebenfalls morgens mit in meinen Zeitplan ein.

Ich hatte keinen Hunger auf weiteres Obst und versuchte, in dieser Hinsicht einfach auf meinen Körper zu hören. Ich aß bei Bedarf. Die Zeit, in der das gekochte Wasser abkühlte, bevor der grüne Tee aufgegossen wurde, nutzte ich für meine mentale Weiterbildung.

Ich hatte mir am ersten Tag einige Töpfe frische Kräuter gekauft und sie auf meinem Balkon für die tägliche Ernte bereitgestellt. Das erleichterte mir die Arbeit, brachte einen frischen Geschmack und einen tollen Duft in die ungewohnten Gerichte – für das Abendbrot ein unverzichtbarer Genuss und Geschmack.

Auch die vielen Getreidearten begeisterten mich! Es war mir jetzt schon aufgefallen, nach nur vier Tagen, dass ich ganz neue Geschmacksnoten kennenlernte. Da ich kein Salz verwenden wollte, mussten andere Gewürze her.

Frische Kräuter auf Brot schmeckten köstlich, wie ich ebenfalls feststellen durfte. Oder trieb es der Hunger einfach nur hinein? Nein, eigentlich nicht. Ich wusste, wofür ich das alles machte und war mir sicher, durchzuhalten. Was andere konnten, konnte ich schließlich auch. Ist das Motivation genug für Sie, es auch zu probieren und konsequent weiterzumachen?

Auf eine Gewichtsabnahme kam es mir zwar nicht an, sie war aber ein angenehmer Nebeneffekt. Beweglichkeit und Fitness für alle Anforderungen des Alltags sowie für alle privaten und beruflichen Herausforderungen, das war mein wahres Ziel. Und natürlich die Vermeidung einer Arthrose-Operation.

Als Getränk hatte sich bei mir Wasser bewährt. Statt Tee machte ich mir einfach eine Tasse heißes Leitungswasser. Immer wenn ich Durst verspürte, trank ich ein Glas Wasser. Mal ganz genüsslich und langsam, mal schnell und in einem Zug. Je nachdem. Die Qualität von Leitungswasser lässt sich bei den örtlichen Stadtwerken erfragen, sie ist aber im Allgemeinen gut. Wer das nicht möchte, kann stilles Wasser im Handel kaufen. Allerdings erspart man sich mit Leitungswasser auch das Schleppen der schweren Kisten …

1. Woche, 5. Tag

Morgens: Grüner Tee
Fitnessprogramm für Leib und Seele
Körperübung: Die Fünf „Tibeter"
Nektarine

Vormittags: 1 Apfel

Eine Obstsorte nach Belieben.

Mittags:

Salat: Romanasalat und 1 Tomate, Gewürze nach Belieben. Für mich entdeckte ich zu dieser Zeit immer stärker Curry, Paprikapulver und Pfeffer im Salat als Alternative zu Salz. Nach dem Salat 3 Esslöffel Braunhirsemehl.

Warmes Essen: Vollkornreis, Zucchini sowie 1 Möhre und 1 Tomate, in Gemüsebrühe gedünstet.

Nachmittags: 1 kleine Handvoll basische Nüsse (inkl. 3 Mandeln), Kerne oder Trockenfrüchte.

Abends: Vollkornbrot nur mit Butter. Und Vollkornbrot mit 5 verschiedenen Pasteten (ohne Butter) sowie Gurkenscheiben. Diesmal ohne Kräuter und Gewürze.

Anmerkung: Es wurde mir nicht langweilig. Sie werden ebenfalls überrascht sein, wie viel kreative Variationsmöglichkeiten Sie entdecken werden. Zu Anfang hatte ich noch nach alter Gewohnheit viel Tee getrunken, also im Becher. Jetzt bemerkte ich, dass mein Körper gut mit den Inhaltsstoffen einer Tasse auskam, sodass ich lieber 4 Tassen grünen Tee über den Tag hinweg verteilte. Das belebte mich. Allerdings machte es schon etwas Mühe, den Tee immer nach Anweisung aufzugießen.

Zur Nektarine: Man sollte meinen, dass ich sie langsam leid gewesen sein müsste, schließlich gibt es ja noch genug anderes Obst. Aber wenn es reife Früchte von hoher Qualität sind, schmecken sie einfach großartig und ich kann immer noch nicht genug von ihnen bekommen. Also kaufen Sie gutes Obst, der Geschmack muss stimmen. Man spart so viel Geld durch fehlende Frustkäufe – sowohl an Lebensmitteln als auch an anderen Konsumprodukten –, da sollte man sich hier ruhig etwas gönnen und nicht auf den Preis, sondern auf die Qualität achten. Geschmacklich gibt es große Unterschiede. Nicht vergessen: Obst ist Ihre Hauptmahlzeit für den ganzen Vormittag in den nächsten Wochen, Monaten und vielleicht Jahren! Vielleicht sogar für den Rest Ihres Lebens?

Richtig schön fand ich, dass ich noch Butter essen durfte! Ich hätte nie gedacht, wie gut ein ganz normales Butterbrot (im wahren Sinn des Wortes) schmecken kann. Brot nur mit Pasteten und einer dicken Scheibe Gurke ist ebenfalls sehr knackig und lecker. Eigentlich ist alles nur eine Frage der Gewohnheit. Dazu 1 Tasse heißes Wasser. Da ich zu dieser Zeit plante, in den Urlaub zu fahren, kaufte ich für 2 Wochen haltbare Lebensmittel. Meine Einkäufe auf dem Kassenband sahen allerdings wie „Vogelfutter" aus, dank der zahlreichen Körnertüten. Aber es schmeckte alles wirklich gut. Ich kannte es bloß zuvor nicht.

1. Woche, 6. Tag

Morgens: Na, was gibt es wohl? Überraschung! Grünen Tee.
Ich freute mich aber wirklich darauf und hatte mich gut daran gewöhnt. Er schmeckte auch gar nicht bitter. Früher hatte ich ihn wohl immer zu lange ziehen lassen.
Fitnessprogramm für Leib und Seele
Körperübung: Die Fünf „Tibeter"
1 Orange
Vormittags: 1 kleiner Apfel
Nektarinen
Die Orange am Morgen hatte mir gar nicht gut geschmeckt. Ich wollte einfach einmal etwas anderes probieren. Damit in meinem Plan auch einmal etwas anderes auftauchte. Aber meine Nektarine war viel leckerer. Deshalb hatte ich sie dann noch am Vormittag nachgeholt und mich gefragt: Warum wechseln, wenn es doch lecker ist?
Mittags:
Salat: Romanasalat (4 Blätter), Zwiebel, Gewürze, Zitrone. Später gebratene Sesamkörner. Ungeschälte Sesamkörner in etwas Öl kurz anbraten. Lecker!
Warmes Essen: Dinkel, in Gemüsebrühe gekocht. Dazu Zucchini, Zwiebel und Tomaten, ebenfalls in Gemüsebrühe gekocht und mit

italienischen Kräutern (Fertiggewürz) abgeschmeckt. Die 3 Esslöffel Braunhirsemehl aß ich einfach vorab.

Nachmittags: 1 kleine Handvoll basischer Nüsse (inklusive 3 Mandeln), Kerne oder Trockenfrüchte.

Abends: Vollkornbrot mit Pasteten, Tomaten, Kohlrabi und Paprikastreifen sowie Butter. Gemüse als Brotbelag – ich begann, mich daran zu gewöhnen.

Getränke: Heißes Wasser. Ich wollte einfach so viele Fremdstoffe wie möglich aus meinem Körper lassen, damit er sich wieder regenerieren konnte und fit und gesund würde. Und ich gewöhnte mich sehr gut daran. Letztendlich bleibt es jedem selbst überlassen, solange er genau auf sein Körpergefühl achtet und persönliche Erfolge sieht. Denn die sind wichtig, sonst hält man nicht durch.

Anmerkung: Ich entwickelte eine neue Angewohnheit: Morgens notierte ich das „Tagesmenü" kurz auf einen Zettel, etwa bei der Tasse grünen Tee. Jetzt hatte ich Zeit, in Ruhe zu überlegen. Das ersparte mir im teilweise hektischen Alltag die große Grübelei und vermied Frust. Die Frage „Was mache ich mir denn jetzt zu essen und wie?" war dann schon geklärt. Ergänzen oder korrigieren konnte ich ja immer noch nach Lust und Geschmack. Aber der grobe Plan stand schon einmal.

Für den ungewohnten Anfang half mir das sehr. Wenn Sie auch alles aufschreiben, entsteht ein weiterer persönlicher Erfahrungsbericht und Tagesplan. Und je mehr Menschen es so machen, desto mehr Alternativen haben alle, die neu mit dieser Ernährungsumstellung beginnen wollen. Vielleicht verlieren Sie auf diese Weise die Angst und unbegründete Sorge, es nicht zu schaffen. Und wenn es besonders lecker geschmeckt hat, wissen Sie auch eine Woche später noch, was Sie zubereitet haben.

Mein Plan mag vielleicht bisher langweilig und einseitig erscheinen, aber ich empfand das nicht so. Ich musste mich ja erst einmal an das neue Ess- und Kochgefühl gewöhnen. Da hätten mich viele verschiedene und komplizierte Rezepte nur frustriert. Ich fühlte mich mit meiner Ernährung sehr wohl. Und das erstaunte mich, da ich mir die Umstellung viel schlimmer vorgestellt hatte.

Es hat mir auch nichts ausgemacht, meiner Familie ihr gewohntes Essen zu kochen: Schnitzel und Pizza. Ich habe den Duft genossen – der kann mir ja nicht schaden und ist so angenehm vertraut. Ich hatte allerdings zuvor schon gegessen und ohnehin keinen Hunger. Alte Gewohnheiten ablegen, neue anlegen. So einfach ist das, wenn man weiß, wofür man das tut.

Die Fünf „Tibeter" taten mir wirklich gut und mein (Arthrose-)Zeh hielt die Übungen auch gut aus. Diese einfachen Übungen erinnerten mich an die Warm-up-Übungen in Wien, damals während meiner Musicalausbildung. Nur dass man dabei so unter Leistungsdruck stand, dass einem das bewusste Atmen unmöglich war. Diesen stockenden Atem spürte ich erstaunlicherweise in den ersten Tagen der Fünf „Tibeter" noch in mir. Aber jetzt lösten sie sich langsam. Nach jeder Übung kontrollierte ich bewusst meinen Atem oder nahm die angegebenen Ruhestellungen ein. So konnte ich in Stresssituationen oder bei großem Hungergefühl diesen ruhigen Atemrhythmus übernehmen. Ich merkte deutlich, dass ich bereits in der 1. Woche der Ernährungsumstellung belastbarer, leistungsfähiger und ruhiger wurde.

Ich entschloss, morgens immer so viele Früchte auf meinen Teller zu legen, wie ich Hunger zu haben meinte. Ich beschränkte mich dabei nicht schon im Voraus. Aber ich schnitt jeweils nur eine Frucht klein und aß sie. Mein Obstbedarf verringerte sich so und es blieben immer mehr Früchte ungegessen auf dem Teller zurück. Vermutlich spielte hier die Psyche eine große Rolle. Wenn ich mich im Voraus z. B. auf nur 2 Früchte beschränkte, war der Frust im Kopf schon da. „Leben essen" und sich satt essen, so lautete meine Devise.

Allmählich stellte sich ein ganz neues Ernährungsbewusstsein bei mir ein. Mir wurde klar, warum bei meinen vergangenen Bemühungen, meine Ernährung umzustellen, einiges so schiefgegangen war – alles, was ich bislang probiert hatte, war „gut gemeint, aber schlecht gemacht". Jetzt, wo ich den Weg klar vor mir sah und er mir auch einleuchtete, war alles einfacher geworden.

1. Woche, 7. Tag

Morgens: 1 Tasse grüner Tee
Fitnessprogramm für Leib und Seele
Körperübung: Die Fünf „Tibeter"
Meine geliebten Nektarinen
Vormittags: 1 Apfel
Banane
Mittags:
Salat: Romanasalat mit viel frischen Kräutern, Kohlrabi, Zwiebel.
Warmes Essen: Dinkel und Porreegemüse mit Champignons.
1 Tasse grüner Tee zum Nachtisch.
Nachmittags: 2 Esslöffel CereGran®, 3 Esslöffel Braunhirsemehl,
1 zerdrückte Banane und Rosinen, alles in dünn gekochtem Rooibos-
tee eingeweicht. Ein Genuss! Eine gute Alternative zu meiner gelieb-
ten Milch, die ich jetzt nicht mehr trinken durfte.
Abends: Vollkornbrot. Es gibt so viele Anbieter, da schmeckt jedes
anders. Butter, Möhren, Tomaten und Pasteten.
Anmerkung: Das Obst nur morgens und nur in dieser Abfolge zu
essen leuchtete mir zwar ein, aber es langweilte mich doch. Eine
schöne Tasse grüner Tee machte mich munter, brachte neuen Duft
und Anregung und ließ die Zeit bis mittags vergehen. Ab mittags war
dann die Abwechslung bei den Mahlzeiten größer.

Wochenrückblick 1. Woche

Ich kann alle nur ermutigen, diese Ernährungsumstellung zu beginnen. Diese erste Woche war sicher nicht ganz einfach, das gebe ich
zu. Disziplin und guter Wille waren nötig.
   So vieles musste neu überlegt werden. Aber dazu hatte ich genug
Zeit. Ich kam die ganze Woche mit erstaunlich wenig Schlaf aus.
5 bis 6 Stunden jede Nacht reichten mir, um mich ausgeruht und

erholt zu fühlen. Die zusätzliche wache Zeit konnte ich nutzen, um noch einmal in verschiedenen Büchern zu lesen und mir Einkaufslisten zusammenzustellen. Außerdem brauchte ich ja auch Zeit für diese Aufzeichnungen. Eckhard K. Fisseler schreibt in seinem Buch, dass es natürlich jedem freigestellt sei, sich an seinem Konzept zu beteiligen, dass aber eine Gefährdung bei diesem Ernährungsplan undenkbar sei. Außerdem stehe die Ernährungsumstellung zwar im Vordergrund, aber sie allein reiche nicht aus. Wir bräuchten auch regelmäßig Bewegung, frische Luft, Sonnenlicht, sauberes Wasser und eine ausgeglichene seelische Grundhaltung, also eine im Ganzen gesunde Lebensführung (die die Fachleute „Diätetik" nennen). Dem kann ich nur zustimmen. Teilweise beschäftige ich mich schon seit Jahren mit den Büchern, die im Anhang unter den Literaturempfehlungen (Seite 143 ff.) aufgeführt sind. Einige sind in letzter Zeit neu dazugekommen. Ich hatte immer das Gefühl, irgendetwas stimme mit meiner Ernährung nicht, fand aber nie eine mir sinnvoll erscheinende Empfehlung, was ich essen sollte. Diese Lücke war nun durch das Programm der Arthrose-Selbsthilfe geschlossen. Meine Aufzeichnungen entsprechen hierbei natürlich meinem ganz persönlichen Bedarf, und sicherlich findet jeder Leser im Buch von Herrn Fisseler noch weitere Kreationen, die ihm zusagen und sowohl seinem Geschmack als auch seinem angestrebten Ziel entsprechen.

Meine Schmerzen am Zeh waren in dieser ersten Woche bereits etwas in den Hintergrund getreten. Viel besser geworden war aber die allgemeine Beweglichkeit des Fußes etwa beim Abrollen oder beim Üben der Fünf „Tibeter". Also hatte ich alles in allem Grund zur Hoffnung und genug Motivation zum Weitermachen.

Das Motto der 2. Woche:
Gesundes Essen mit mehr Geschmack

Dass sich in der 1. Woche so vieles so oft wiederholte, besonders der Salat, lag an meiner Unerfahrenheit im Einkauf. Ich hatte viel zu viel gekauft. Aber auch die sinnvolle und schmackhafte Zubereitung der Lebensmittel war nicht immer ganz einfach. Vor der Ernährungsumstellung würzte ich mit viel Salz, inzwischen habe ich es auf eine Tagesportion von 1 bis 2 Gramm reduziert. Doch so langsam gewöhnte ich mich an alles, und nach wie vor galt die Prämisse: „Hauptsache, es hat geschmeckt." Und mir schmeckte es. Ich hatte immer so guten Appetit, dass mir die permanente Wiederholung nichts ausmachte.

Die Einkaufsliste für die 2. Woche

Kontrollieren Sie erst einmal, welche Vorräte Sie aus der 1. Woche übrig haben. Ist noch Gemüse oder Obst vom Vortag da, sollten Sie das selbstverständlich zuerst verbrauchen. Tauschen Sie dann einfach ein Gemüse oder Obst Ihrer Wahl aus.

Haltbare Lebensmittel aus dem Reformhaus oder Bioladen

- Stilles, mineralarmes Wasser (wenn gewünscht, nach täglichem Bedarf)
- Grüner Tee
- Pfefferminztee
- Fencheltee
- Rooibostee
- Gewürze, z. B. Pfeffer, Curry oder Paprika
- Öl nach Belieben, z. B. Olivenöl oder Sonnenblumenöl
- Vollkornnudeln (1 Portion)
- Hartweizenspätzle (2 Portionen)
- Hirse
- Bio-Gemüsebrühe (im Glas; wenn gewünscht, nach täglichem Bedarf)
- Diverse Nüsse (wenn gewünscht, nach täglichem Bedarf)
- Mandeln
- Rosinen (wenn gewünscht, nach täglichem Bedarf)
- Vollkornschwarzbrot (2 Portionen)
- Vollkornbrötchen (3 Portionen)
- Vegetarische Pasteten (für den täglichen Verzehr abends)
- Meerrettichcreme, ohne Essig zubereitet (1 Glas, aus dem Reformhaus) (wenn gewünscht, nach täglichem Bedarf)
- Vegetarisches Zwiebelschmalz (aus dem Reformhaus) (wenn gewünscht, nach täglichem Bedarf)
- Butter (wenn gewünscht, nach täglichem Bedarf)
- Frische Kräuter oder Kräuterpflanzen, z. B. Salbei oder Minze
- Zitronensaft oder frische Zitrone (wenn gewünscht, nach täglichem Bedarf)
- Braunhirsemehl (aus dem Reformhaus) für den täglichen Bedarf
- Bulgur
- CereGran® (wenn gewünscht, nach täglichem Bedarf)

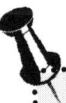

Frisches Gemüse, Obst und Kräuter

• Äpfel	wenn gewünscht, nach täglichem Bedarf
• Nektarinen	3 Portionen
• Tomaten	2 Portionen oder wenn gewünscht, nach täglichem Bedarf
• Romanasalat	3 Portionen
• Bananen	3 Portionen oder wenn gewünscht, nach täglichem Bedarf
• Paprika	1 Portion oder wenn gewünscht, nach täglichem Bedarf
• Schlangengurke	1 Portion oder wenn gewünscht, nach täglichem Bedarf
• Birne	3 Portionen
• Radieschen	2 Portionen oder wenn gewünscht, nach täglichem Bedarf
• Champignons	4 Portionen
• Zwiebeln	wenn gewünscht, nach täglichem Bedarf
• Möhren	2 Portionen oder wenn gewünscht, nach täglichem Bedarf
• Pflaumen	2 Portionen
• Galia-Melone	1 Portion
• Wassermelone	4 Portionen
• Aprikosen	1 Portion
• Frische, gr. Bohnen	2 Portionen
• Eisbergsalat	2 Portionen
• Kohlrabi	2 Portionen

Neue Lebensmittel: Galia-Melone, grüne Bohnen, frische Kräuter (Salbei, Liebstöckel und Minze)
Frische Kräuter: Schnittlauch, Zitronenmelisse, Bohnenkraut, Petersilie, Liebstöckel, Salbei und Basilikum

2. Woche, 1. Tag

Morgens: Grüner Tee
Fitnessprogramm für Leib und Seele
Körperübung: Die Fünf „Tibeter"
Pflaumen
Vormittags: Apfel
Melone
Mittags:
Salat: Romanasalat mit Kräutern, Möhre, Champignons.
Warmes Essen: Hirse, in Gemüsebrühe gekocht. Gemüse: Zwiebeln, Porree und Möhre, knackig gedünstet.
Nachmittags: 1 kleine Handvoll basische Nüsse (inkl. 3 Mandeln), Kerne oder Trockenfrüchte.
1 Tasse grüner Tee.
1 Tasse grüner Hafertee. Dieser Tee schmeckt sehr neutral, sieht nur sehr grün aus und riecht ungewöhnlich, aber angenehm.
Abends: Vollkornbrötchen, Butter, Radieschen, vegetarisches Schmalz sowie Meerrettichcreme (aus dem Reformhaus, mit Zitrone, nicht mit Essig gesäuert) als Brotaufstrich.
Getränke: Wasser, heiß und kalt.
Anmerkung: Als ich eine Melone für die 3. Obstmahlzeit vorschnitt, weil ich sie für unterwegs brauchte, duftete sie so herrlich, dass ich versucht war, mir schon ein Stück in den Mund zu stecken. Aber ich hatte ja gerade erst den Apfel gegessen. Ob das etwas ausgemacht hätte, darauf kommt es mir jetzt gar nicht an. Worauf ich hinaus will, ist eine ganz neue Entdeckung, und das schon nach der 1. Woche. Eine neue Versuchung! Nicht dass ich Lust auf Schokolade, Weingummi & Co. verspürt hätte, sondern mich hat es gelockt, das für einen späteren Zeitpunkt gedachte, leckere Obst vorzuziehen! Lächerlich? *Nein, ich finde:* eine neue Erkenntnis und ein neues Lebensgefühl.

Beim Einkauf im Reformhaus erfuhr ich, dass grüner Hafertee hilft zu entsäuern. Deshalb probierte ich ihn unterstützend aus.

Außerdem wurde mir dort gesagt, dass Salz in „normalen" Tagesbedarfsmengen nicht schade. Also aß ich ab diesem Zeitpunkt das vegetarische Griebenschmalz (sehr lecker!), das Salz als Zutat enthält, in Maßen. Die Gemüsebrühe, die ich bislang verwendete, war ja ebenfalls gesalzen. Und das war zum Umgewöhnen auch genau richtig, da damit alles herzhafter schmeckte. Mir wird immer bewusster, dass ich in den vergangenen Monaten sehr, sehr viel Salz und Salzprodukte gegessen habe.

In der 1. Woche der Ernährungsumstellung habe ich gar nichts gesalzen. Das war eine tolle Erfahrung, denn jetzt entdeckte ich Curry- und Paprikapulver sowie Pfeffer als sehr schmackhaften Ersatz. Zitrone verwendete ich sehr sparsam im Salat, da sie ja ebenfalls sauer ist, wenn auch nicht so sehr wie Essig, der vermieden werden sollte.

2. Woche, 2. Tag

Morgens: Grüner Tee
Fitnessprogramm für Leib und Seele
Körperübung: Die Fünf „Tibeter"
Pflaumen
Vormittags: Apfel (wenn gewünscht)
Melone
Mittags:
Salat: Romanasalat, Radieschen, Champignons und frische Kräuter. Salatsauce wie immer.
Warmes Essen: Pellkartoffeln, Möhren, 1 Zwiebel und ein bisschen Porree mit Olivenöl. Vorab 3 Esslöffel Braunhirsemehl.
Nachmittags: CereGran® mit Banane in etwas Rooibostee.
Abends: Vollkornbrötchen, Vollkornbrot, Butter, Schmalz, Pastete, Meerrettichpaste und Radieschen.
Getränke: Wasser, 1 Tasse Rooibostee.
Anmerkung: Ich hatte noch immer das alte Sprichwort im Kopf: *An apple a day keeps the doctor away* (Ein Apfel am Tag den Doktor

verjagt). Aber offenbar galt das wohl nicht für alle Menschen und nicht zu jeder Zeit, denn in dieser 2. Woche meiner Ernährungsumstellung vertrug ich überhaupt keine Äpfel und entschloss, sie erst einmal nicht mehr zu essen. Ich trank jetzt immer die gesamte Tagesportion grünen Tee (½ Liter) morgens als Erstes und hielt mich bei der Zubereitung ganz genau an die Angaben. In der 1. Woche erschien mir das alles zu umständlich und außerdem vertrug das mein Magen noch nicht richtig. Wenn ich morgens beim Tee saß, hatte ich immer das Fenster auf, um frische Luft zu bekommen. Auch mit dem Hund drehte ich regelmäßig meine Runden. Bewegung lenkte mich ab und tat mir gut.

Ich machte mir den Salat mit viel Kräutern und Gewürzen und wenig Flüssigkeit (Wasser und ein bisschen Öl) an.

2. Woche, 3. Tag

Morgens: Grüner Tee
Fitnessprogramm für Leib und Seele
Körperübung: Die Fünf „Tibeter"
Nektarine
Vormittags: Apfel (wenn gewünscht)
Galia- oder Honigmelone
Mittags:
Salat: Romanasalat mit Champignons, Radieschen und Kräutern.
Warmes Essen: Spätzle, in Wasser gekocht, mit frischen grünen Bohnen, in Gemüsebrühe gedünstet.
Abends: Vollkornbrot, Gurkenscheiben, Pasteten, viele Kräuter, dazu Fencheltee. 3 Esslöffel Braunhirsemehl. Variieren Sie die Kräuter: Salbei, Liebstöckel und Minze sind auf Brot ungewöhnliche Geschmackserlebnisse.
Getränke: Als tägliches Getränk hat sich Wasser in jeder Form bewährt. Daher werde ich diese Rubrik nicht täglich neu aufführen.
Anmerkung: Ich ließ den Apfel jetzt erst einmal weg, da mein Körper offensichtlich genug davon hatte. Schon seit Monaten reagierte ich

stark auf Äpfel, ohne dass eine Allergie diagnostiziert wurde. In den ersten Tagen der Ernährungsumstellung hatte ich zwar das Gefühl, das habe sich gebessert, doch dann war es wieder so wie zuvor. Vielleicht war es die Apfelsäure? Auch die Zitrone ließ ich weg, da mir die Säure nicht guttat. Es müssen nicht immer Allergien vorliegen. Oft sind es nur Unverträglichkeitsreaktionen des Körpers, die sich nach einer gewissen Zeit wieder ändern können. Probieren Sie einfach aus, was Ihnen bekommt!

Die beiden Becher grüner Tee, wie beschrieben aufgebrüht, taten richtig gut und belebten. Für die richtige Teezubereitung nahm ich mir inzwischen ebenfalls Zeit. Ich trank vorab nur einen kleinen Schluck Wasser und übte mich dann in Geduld, während ich auf meinen Tee wartete. Während das Wasser abkühlte, konnte ich schon lesen und schreiben. Bei offenem Fenster hörte ich den Vögeln und anderen Geräuschen des Tages zu. Schöne Musik belebte und harmonisierte mein Inneres. Dann erst genoss ich den leckeren Tee und kann mir heute gar nicht mehr vorstellen, ihn jemals anders getrunken zu haben.

Die Nektarine hatte ich zu diesem Zeitpunkt des Morgens auch schon geschnitten. Was für ein köstlicher Duft, welche Versuchung! Ich hätte so hineinbeißen können. Aber ich legte sie stets in die Frischhaltedose und wartete, bis der Tee getrunken und die morgendlichen Übungen erledigt waren. Alles zu seiner Zeit. Ich steigerte die Übungsfrequenz der Fünf „Tibeter", sodass ich mich langsam an die empfohlene Anzahl der Durchgänge herantastete.

Ich hatte gute Kochbücher wie *Es gibt auch einen anderen Weg* von Astrid und Klaus Schaper, doch ich fühlte mich von den Kochrezepten etwas überfordert und kochte lieber „nach Gefühl und Fantasie". Ich fand jedoch jede Menge Informationen über die mir bislang unbekannten Lebensmittel, die ich nun verstärkt benutzte.

Ich legte Linsen und Erbsen zum Keimen in Wasser ein, wobei es gar nicht so einfach war, im Handel noch keimfähige Hülsenfrüchte zu finden. Ich wollte sie aber als Zutat für meine Salate benutzen und merkte so, dass ich immer mehr zum kleinen Gärtner wurde – ganz ohne Garten!

Es tat sich einiges in meinem Körper, und auch die Schmerzen hatten sich bereits erheblich verringert. Die Lebensmittel, die ich vorher gegessen hatte, waren ja prinzipiell nicht ungesund, aber zu viel und falsch zusammengestellt gewesen. Dann können wohl selbst die besten Lebensmittel schaden.

Mich jedenfalls hatte das Ernährungskonzept bis zu diesem Zeitpunkt schon überzeugt. Manchmal fiel es mir zwar noch etwas schwer – vor allem beim Anblick verführerischer Leckereien wie Eis, Lakritz, Milch, Fleisch und Co. –, aber ich wusste, dass ich so lange durchhalten und mir die neue Ernährung zu eigen machen würde, wie es meine Gesundheit erforderte. Selbst wenn es für den Rest meines Lebens sein sollte.

2. Woche, 4. Tag

Morgens: Grüner Tee
Fitnessprogramm für Leib und Seele
Körperübung: Die Fünf „Tibeter"
3 Aprikosen
Vormittags: Apfel (wenn gewünscht), später Wassermelone
1 Tasse Fencheltee
Mittags:
Salat: Gurke, Zwiebel und Tomate mit vielen Kräutern und Olivenöl. Dazu 10 kleine selbst gekeimte Erbsen. Alles mit 1 Prise Salz, Paprika, Curry und Pfeffer gewürzt. Die 2 bis 3 Esslöffel Braunhirsemehl einfach mit Wasser separat vor dem warmen Essen verzehren.
Warmes Essen: Bulgur, Möhren und grüne Bohnen, in Gemüsebrühe gedünstet.
Nachmittags: 1 kleine Handvoll basische Nüsse (inkl. 3 Mandeln), Kerne oder Trockenfrüchte. Später noch 2 Esslöffel CereGran®, 1 Banane. In Fencheltee eingeweicht.
Abends: 2 Vollkornbrötchen, Butter, Pasteten, Tomaten, Kräuter, Banane auf Brötchen und Gewürze

Anmerkung: Ich hatte mich vom ersten Tag an dafür entschieden, die Übungen der Fünf „Tibeter" erst nach dem grünen Tee zu beginnen. Man kann sie beliebig morgens oder abends durchführen. Direkt nach dem Aufstehen fühlte ich mich aber noch nicht bereit dazu. Da wollte ich erst in Ruhe meinen Tee trinken.

Ich genoss den ganzen Tag über die belebende Wirkung der Übungen, die mir bei der Durchführung am Abend fehlen würde. Heute war ich sehr müde. Der Körper wollte wohl den fehlenden Schlaf der letzten Woche nachholen, in der ich jeden Tag nach 4½ Stunden Schlaf hellwach war. Und eine Erkältung schwächte mich auch etwas. Aber all das wäre mir vermutlich mit oder ohne Ernährungsumstellung passiert.

2. Woche, 5. Tag

Morgens: Grüner Tee
Fitnessprogramm für Leib und Seele
Körperübung: Die Fünf „Tibeter"
Melone
Vormittags: Apfel (wenn gewünscht)
Birne
Banane
Mittags:
Salat: Eisbergsalat mit Tomaten und Paprika.
Warmes Essen: 1 Folienkartoffel mit Kräuterbutter, dazu Bulgur vom Vortag.
Nachmittags: 1 zerdrückte Banane mit CereGran®, 3 Esslöffeln Braunhirsemehl und Rosinen. Das Ganze zur Abwechslung in Wasser eingeweicht – eine neue und leckere Variante zu Milch. Das schäumt auch so weißlich auf und schmeckt wunderbar. Später Sonnenblumenkerne sowie 3 Mandeln.
Abends: Ein neues Vollkornbrot/Schwarzbrot, viele frische Kräuter, Radieschen, Banane, Pasteten, Butter und dazu Pfefferminztee.

Anmerkung: In dieser Zeit machten wir 10 Tage Urlaub in einem Freizeitpark. Natürlich machte ich mir Sorgen, ob ich meinen neuen Ernährungsplan auch hier durchhalten konnte, denn einerseits war die Versorgung mit frischem Obst und Gemüse unsicher, andererseits gab es viele Versuchungen, wie z. B. einen Halt an einer Raststelle, wo meine Familie Zigeunerschnitzel mit Pommes bestellte und ich an meinem Salat knabberte. Doch auch in dieser Zeit hatte ich mein Ziel vor Augen und gab nicht auf. Zudem besteht das Leben nun einmal nicht nur aus gleichförmigen Tagen, die der eigenen Routine entgegenkommen, sondern stellt uns immer wieder vor neue Herausforderungen.

Insgesamt klappte alles gut, weil ich auch viele Lebensmittel von zu Hause mitnahm, um dann nicht am Urlaubsort auf gewisse Dinge verzichten oder mich wohlmöglich 10 Tage lang ausschließlich von Folienkartoffeln ernähren zu müssen. Vor allem vegetarische Aufstriche sind manchmal nicht so leicht zu bekommen, wenn weit und breit kein Reformhaus zu finden ist. Ich kann nur empfehlen, hier vorausschauend zu planen!

2. Woche, 6. Tag

Morgens: Grüner Tee
Fitnessprogramm für Leib und Seele
Körperübung: Die Fünf „Tibeter"
Birne
Vormittags: Apfel (wenn gewünscht), später 1 Nektarine
Mittags:
Salat: Tomaten, Gurke, Paprika, Kräuter und Gewürze. Später dann 3 Esslöffel Braunhirsemehl.
Warmes Essen: Vollkornnudeln in Salzwasser gekocht. Kohlrabi in Gemüsebrühe gedünstet. Dazu 1 Glas Wasser, 1 Tasse grüner Tee.
Nachmittags: 2 Esslöffel CereGran®, Banane und Rosinen, in Fencheltee eingeweicht.

Abends: Vollkornbrot (2 Sorten), Radieschen, Pasteten, Meerrettich-creme, vegetarisches Schmalztöpfchen, Gewürze und Kräuter, dazu Pfefferminztee.

Anmerkung: Trotz Kopfschmerzen aufgrund von Wetterum-schwüngen machte ich morgens die Fünf „Tibeter" und fühlte mich durch die gute Atmung belebt und entspannt. Die warme Dusche danach tat ebenfalls gut. Ich beherzigte gern den Rat aus den Fünf „Tibetern" und duschte mich nicht mehr so lange kalt ab, bis mir wirklich kalt war. So hatte ich es bisher immer gemacht, den Empfehlungen von Sebastian Kneipp folgend. Aber jetzt bekam es mir besser, bei Bedarf die kalte Dusche nur ganz kurz anzustellen. So blieb ich innerlich warm und beweglich.

2. Woche, 7. Tag

Morgens: Grüner Tee
Fitnessprogramm für Leib und Seele
Körperübung: Die Fünf „Tibeter"
Nektarine
Vormittags: Apfel (wenn gewünscht)
Birne
Mittags:
Salat: Eisbergsalat, Gurke, Möhre, Tomaten, 1 Zwiebel, Gewürze, Kräuter (Schnittlauch, Liebstöckel, Petersilie). Später 3 Esslöffel Braunhirsemehl.
Warmes Essen: In Öl gebratene Nudeln mit Kohlrabi. Dazu 1 Tasse grünen Tee. Zum „Nachtisch" 1 frisches Salbeiblatt. Das nimmt den Rest des Hungergefühls.
Nachmittags: 1 Banane und Wasser, später 2 Esslöffel CereGran®, Banane, Rosinen. Danach noch 1 kleine Handvoll Sonnenblumenkerne und Pistazien. 3 Mandeln.
Abends: Schwarzbrot, dünne Radieschenscheiben, Tomaten, Paprika und viele Kräuter als Brotaufstrich. Dazu Butter, Gewürze, Meerrettich-

creme und vegetarischer Schmalztopf. Dazu 1 Tasse Hagebuttentee. Zum Abschluss wieder 1 frisches Salbeiblatt.

Anmerkung: Was ich nun seit 2 Wochen aß, war zweifellos nicht so abwechslungsreich und geschmackvoll wie das, was ich vorher gegessen hatte. Die Industrie produziert geschmackliche Meisterwerke – mit Geschmacksverstärkern in jeder Form und Farbe. Und die Verlockungen der Werbung prägen ebenfalls unseren Geschmack mit Saucen, Wurst, eingelegtem Fleisch, Fertiggerichten, Keksen, Schokolade, Weingummi etc.

Aber ich hatte das Gefühl, dass es meinem Körper durch diese Umstellung besser ging, und er nun bestens versorgt war mit allem, was er für die Bewältigung des Alltags braucht. Ich fühlte mich leistungsfähiger als vorher. Von den sich verringernden Schmerzen ganz zu schweigen! Wenn das kein Grund war, weiterzumachen und nicht aufzugeben! Das Essen machte satt und war gesund. Das war mir das Wichtigste.

Im Urlaub holte ich jeden Morgen beim Spaziergang mit meinem Hund frische Brötchen für meine Familie. Ihr Duft war schon sehr verführerisch, und ihm zu widerstehen wirklich schwierig. Wenn es mir nicht wirklich gutgetan hätte, morgens nur Obst zu essen, wäre ich wohl spätestens in diesen Momenten schwach geworden. Doch obwohl eine saftige Nektarine kein Ersatz für ein duftendes Brötchen ist, war es mir zur lieben Gewohnheit geworden, so leckeres, frisches Obst zu essen. Dafür freute ich mich auf zu Hause, wenn es abends wieder Vollkornbrötchen aus dem Reformhaus geben würde. Manchmal trank ich auch einfach ein großes Glas Wasser, um gegen die Verlockungen des Brötchenduftes anzugehen: Wenn der Magen voll war, war der Duft für mich keine ganz so große Herausforderung.

Nach den Fünf „Tibetern" bekam mir die warme Dusche immer besonders gut. Ich cremte mich danach ausgiebig ein, was einer kleinen Massage gleichkam. Besonders die arthritischen Stellen behandelte ich ausgiebig. Das machte mich beweglicher und war auch eine Art „Frühsport".

Das Motto der 3. Woche: Am guten Geschmack der gesunden Ernährung weiterarbeiten

Ich probierte weitere Gewürze in unterschiedlichen Kombinationen aus, um meine Geschmackspalette zu erweitern und keine Langeweile aufkommen zu lassen. Die beiden ersten Wochen waren eine komplette Umstellung meiner bisherigen Geschmacksgewohnheiten gewesen. Jetzt wollte ich ans dauerhafte Durchhalten denken und mehr Abwechslung in meine Mahlzeiten bringen. Gesundes Essen muss keineswegs fad schmecken, sondern kann nach Lust und Laune verfeinert werden!

Die Einkaufsliste für die 3. Woche

Kontrollieren Sie erst einmal, welche Vorräte Sie aus der vergangenen Woche übrig haben. Ist noch Gemüse oder Obst vom Vortag da, sollten Sie das selbstverständlich zuerst verbrauchen. Tauschen Sie dann einfach ein Gemüse oder Obst Ihrer Wahl aus.

Haltbare Lebensmittel aus dem Reformhaus oder Bioladen

- Grüner Tee
- Hagebuttentee
- Fencheltee
- Gewürze: Kümmel, getrockneter Kerbel, Koriander
- Öl
- Hartweizenspätzle (1 Portion)
- Bio-Gemüsebrühe (im Glas)
- Nüsse je nach Wahl
- Mandeln (3 für jeden Tag)
- Rosinen
- Vollkornbrötchen oder Brot nach Wahl für abends
- Vegetarische Pasteten
- Butter
- Frische Kräuterpflanzen
- mineralarmes Wasser
- Zitronensaft oder frische Zitrone
- Braunhirsemehl (für den täglichen Bedarf)
- Hirse (3 Portionen)
- Vollkornreis (1 Portion)
- Grünkern (1 Portion)
- CereGran®

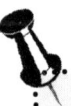

Frisches Gemüse, Obst und Kräuter

- Äpfel — wenn gewünscht, nach täglichem Bedarf
- Nektarinen — 6 Portionen
- Tomaten — 2 Portionen
- Rucolasalat — 1 Portion
- Bananen — wenn gewünscht, nach täglichem Bedarf
- Paprika — 1 Portion oder, wenn gewünscht, nach täglichem Bedarf
- Schlangengurke — wenn gewünscht, nach täglichem Bedarf
- Birne — 6 Portionen
- Radieschen — wenn gewünscht, nach täglichem Bedarf
- Eisbergsalat — 3 Portionen
- Blumenkohl — 3 Portionen
- Wassermelone — 1 Portion
- Pflaumen — 1 Portion
- Oliven — 1 Portion
- Mais — 1 Portion
- Gemüsezwiebeln — 1 Portion
- Chicorée — 2 Portionen
- Champignons — 1 Portion
- Zwiebeln — wenn gewünscht, nach täglichem Bedarf
- Möhren — wenn gewünscht, nach täglichem Bedarf
- Kartoffeln — 2 Portionen
- Brokkoli — 1 Portion

Frische Kräuter: Schnittlauch, Zitronenmelisse, Bohnenkraut, Petersilie, Liebstöckel, Salbei und Basilikum

3. Woche, 1. Tag

Morgens: Grüner Tee
Fitnessprogramm für Leib und Seele
Körperübung: Die Fünf „Tibeter"
Nektarine
Vormittags: Apfel (wenn gewünscht), später 1 Birne
1 Tasse grüner Tee
Mittags:
Salat: Eisbergsalat mit gebratenen Sesamkörnern, Öl, Wasser, Gewürze
und Kresse. Später 3 Esslöffel Braunhirsemehl.
Warmes Essen: Vollkornreis mit Blumenkohl. Reis in Salzwasser,
mit einem Schuss Olivenöl gekocht. Blumenkohl, in Gemüsebrühe
gedünstet. Sehr schmackhaft!
Nachmittags: Müsli aus 2 Esslöffeln CereGran® sowie 1 Banane mit
ein wenig Wasser. Dazu 1 Becher Kräutertee. Später 1 kleine Hand-
voll basische Nüsse (inkl. 3 Mandeln), Kerne oder Trockenfrüchte.
Abends: Schwarzbrot, dünne Scheiben von Radieschen, Tomaten,
Paprika und viele Kräuter als Brotaufstrich. Dazu Butter, Gewürze,
Meerrettichcreme und vegetarischer Schmalztopf. Dazu 1 Tasse Hage-
buttentee. Zum Abschluss 1 frisches Salbeiblatt.
Anmerkung: In unserem Urlaub standen Bewegung und Aktivität im
Vordergrund. Schwimmen und Bewegung taten mir gut, und mein Fuß
war deutlich belastbarer als vorher. Ich war sehr froh mit meiner neuen
Ernährung, die laut dem Buch von Herrn Fisseler zwar bis zu zwei
Jahre brauchen konnte, bis sich konstante Erfolge zeigten, doch bei
mir schon nach zwei Wochen erste Ergebnisse erzielte.

Ich freute mich darauf, Sojaprodukte mit in die Ernährung aufzunehmen und vielleicht auch einmal Milch oder Joghurt zu essen.
Aber zunächst hielt ich mich streng an die Vorgaben, damit sich mein
Körper wieder regenerieren konnte. Wenn ich verglich, was ich bis
vor 2 Wochen gegessen hatte und wie meine Ernährung nun aus-
sah, dann waren das zwei verschiedene Welten.

3. Woche, 2. Tag

Morgens: Grüner Tee
Fitnessprogramm für Leib und Seele
Körperübung: Die Fünf „Tibeter"
Nektarine
Vormittags: Apfel (wenn gewünscht), später 1 Birne
Mittags:
Salat: Eisbergsalat, Schlangengurke, Tomaten und Möhren mit Kresse,
Kümmel, ½ Zwiebel und Gewürzen.
Warmes Essen: Blumenkohl mit Möhren, in Gemüsebrühe gegart.
Dazu Pellkartoffeln.
Nachmittags: 1 Tasse grüner Tee. Später 1 kleine Handvoll basische
Nüsse (inkl. 3 Mandeln), Kerne oder Trockenfrüchte (etwa Rosinen).
Danach ein Müsli aus 2 Esslöffeln CereGran®, 3 Esslöffeln
Braunhirsemehl und ½ Banane in heißem Wasser.
Abends: Getoastete Bio-Vollkornbrötchen mit Butter und Apfel-
Zwiebel-Pastete. Dazu Gurken-, Paprika- und Möhrenscheiben.
Anmerkung: Ich genoss weiterhin mein neues Körpergefühl, das
mich jeden Tag motivierte.

3. Woche, 3. Tag

Morgens: Grüner Tee
Fitnessprogramm für Leib und Seele
Körperübung: Die Fünf „Tibeter"
Pflaumen
Vormittags: Apfel (wenn gewünscht)
Wassermelone
Mittags:
Salat: Rucola mit Möhre, Gurke und Paprika. Salatsauce aus Wasser,
Olivenöl, 1 Spritzer pflanzlicher Flüssigwürze ohne Hefeextrakt, Salz,

Pfeffer, Curry, Paprika, getrocknetem Kerbel, frischem Liebstöckel und ½ Zwiebel.

Warmes Essen: Hirse in leichtem Salzwasser, mit 1 Spritzer pflanzlicher Flüssigwürze ohne Hefeextrakt und getrocknetem Kerbel zubereitet. Möhren, in Gemüsebrühe gedünstet, mit viel frischer Petersilie und Schnittlauch

Nachmittags: 1 kleine Handvoll basische Nüsse (inkl. 3 Mandeln), Kerne oder Trockenfrüchte (etwa Rosinen).

Abends: Vollkorntoastbrötchen mit Butter. Vollkornbrot mit scharfer Chili-Paprika-Pastete und vegetarischem Apfel-Zwiebel-Schmalz. Dazu Möhrenstreifen und Gurkenscheiben. Fencheltee.

Anmerkung: Im Urlaub gelten meist ja „Sonderregelungen". Deshalb fiel es mir in dieser Zeit auch besonders schwer, keine Ausnahmen zu machen.

Ich hätte abends gern ein Glas Wein anstatt einer Tasse Rooibostee getrunken, doch ich erinnerte mich an den 2. Tag meiner Ernährungsumstellung, an dem ich auf einer Geburtstagsfeier zwei Gläser Sekt getrunken hatte. Danach hatte ich an den darauf folgenden beiden Tagen das Gefühl gehabt, den Alkohol sehr langsam und beschwerlich zu verarbeiten. Ich kam mir vor, als müsste ich mit der Ernährungsumstellung wieder bei null beginnen. Also verkniff ich mir diese Ausnahmen trotz Urlaubzeit und tröstete mich damit, dass ich zu einem späteren Zeitpunkt wieder Ausnahmen zulassen können würde.

Mein Zeh jedenfalls ließ sich bedeutend besser bewegen als noch vor 2 Wochen und hielt den täglichen Anforderungen des Urlaubs trotz fehlender Spezialschuheinlage gut stand.

Und bei einer kleinen Erkältung hatte ich den Eindruck, dass die homöopathischen Mittel aufgrund meines unbelasteten Verdauungssystems viel besser und schneller anschlugen.

3. Woche, 4. Tag

Morgens: Grüner Tee
Fitnessprogramm für Leib und Seele
Körperübung: Die Fünf „Tibeter"
Nektarine
Vormittags: Apfel (wenn gewünscht)
Birne
Mittags:
Salat: Eisbergsalat mit Oliven, Mais, Tomatenscheiben, Gemüsezwiebelscheiben, gelben und roten Paprikastreifen.
Warmes Essen: Hirse, in leichtem Salzwasser, mit 1 Spritzer pflanzlicher Flüssigwürze ohne Hefeextrakt und getrocknetem Kerbel sowie 1 Schuss Olivenöl zubereitet. Möhren, in Gemüsebrühe gedünstet, mit viel frischer Petersilie und Schnittlauch.
Nachmittags: 1 kleine Handvoll basische Nüsse (inkl. 3 Mandeln), Kerne oder Trockenfrüchte. Später 2 Esslöffel CereGran® mit 1 Banane in Wasser.
Abends: Vollkorntoastbrötchen mit Butter und Möhrenstreifen belegt. Dazu ebenfalls Vollkornbrot und schön scharfe Chili-Paprika-Pastete. Schnittlauch und Petersilie runden das Ganze ab. Zum Abschluss 1 frisches Salbeiblatt. Dazu gibt es Pfefferminztee.
Anmerkung: Das Gehirn braucht für einen Umlernprozess 25 bis 30 Tage kontinuierlichen, täglichen Umdenkens und neuen Handelns. Demnach befand ich mich nun an einem kritischen Punkt – ausgerechnet im Urlaub, umgeben von Pommes, Eis, Popcorn, Süßigkeiten und Co. Immer wieder musste ich mir sagen, dass ich wieder ganz von vorne würde anfangen müssen, wenn ich jetzt nachgab. Das half mir durchzuhalten.

3. Woche, 5. Tag

Morgens: Grüner Tee
Fitnessprogramm für Leib und Seele
Körperübung: Die Fünf „Tibeter"
Nektarine
Vormittags: Apfel (wenn gewünscht), später 1 Birne
Mittags:
Salat: Chicorée mit Tomatenscheiben, 2 Champignons, einige Scheiben Gurke. Viel frischer Schnittlauch, einige Blätter Liebstöckel. Sauce aus Wasser, Salz, Pfeffer, getrocknetem Koriander, 1 Spritzer pflanzliche Flüssigwürze ohne Hefeextrakt. Später 2 Esslöffel Braunhirsemehl.
Warmes Essen: 5 kleine Pellkartoffeln. Champignons, 3 kleine Lauchzwiebeln, 1 Handvoll Möhren. Gemüse in Gemüsebrühe gedünstet.
Nachmittags: 1 Banane, 1 kleine Handvoll basische Nüsse (inkl. 3 Mandeln), Kerne oder Trockenfrüchte.
Abends: 1 Vollkornbrötchen mit Möhre, Tomate, Schnittlauch, Pfeffer, Salz und Butter. 1 Vollkornbrot mit Butter, Radieschen, Tomatenscheiben und 1 Blatt Minze. 1 Vollkornbrot mit Butter, Salz, Pfeffer. Dazu Pfefferminztee. 1 Becher heißes Wasser als „Nachtisch".
Snack: Diese Rubrik ist neu, denn bislang saß ich im Urlaub mit Wasser oder Tee dabei, während meine Familie dies und das knabberte. Deshalb hatte ich mir dünn geschnittene Möhrenstreifen und Radieschen- und Gurkenscheiben in einer kleinen Frischhaltebox nach draußen mitgenommen. So hatte ich auch etwas zu knabbern und eine gesunde Alternative zu Chips, Lakritze oder Weingummi.
Anmerkung: Die Salatmenge, die ich mir zubereitete, ähnelte immer noch einer Portion, von der eine Kleinfamilie satt geworden wäre. Ich machte mir nach wie vor viel zu viel, aß dann aber auch alles auf. Nun versuchte ich, kleinere und genauer abgemessenere Portionen zuzubereiten.

3. Woche, 6. Tag

Morgens: Grüner Tee
Fitnessprogramm für Leib und Seele
Körperübung: Die Fünf „Tibeter"
Nektarine
Vormittags: Apfel (wenn gewünscht)
Birne
Mittags:
Salat: Eisbergsalat in einer Wassersauce mit Öl, 1 kleinen Zwiebel, frischem Koriander, frischem Kerbel (je nach Jahreszeit müssten Sie auf getrocknete Kräuter zurückgreifen) sowie mit Salz, Pfeffer und Curry abgeschmeckt. Dazu noch viele frische Kräuter wie Schnittlauch, Liebstöckel und Melisse. Später in Butter gebratene Hirse (die Hirse zuvor waschen und 1 Stunde einweichen).
Warmes Essen: Grünkern (3 Minuten aufkochen und dann 1 Stunde ziehen lassen, was Sie auch morgens schon vorbereiten können). Gemüse: Tomaten, Champignons, Blumenkohl und Brokkoli, in Gemüsebrühe gedünstet. Mit frischen Kräutern (1 Pfefferminzblatt, Schnittlauch, Liebstöckel und Melisse) verfeinert. 1 Tasse grüner Tee zum Abschluss rundet alles ab und ersetzt Kaffee, schwarzen Tee, Cola und Co.
Nachmittags: CereGran® mit Banane. Später 1 kleine Handvoll basische Nüsse (inkl. 3 Mandeln), Kerne oder Trockenfrüchte.
Abends: 1 Vollkornbrötchenhälfte mit Butter und Chilipastete, mit Tomate belegt und mit Pfeffer gewürzt. 1 Vollkornbrötchenhälfte mit Butter und vegetarischem Schmalz. 1 Vollkornbrötchenhälfte mit Butter und Radieschen, mit Salz und Pfeffer gewürzt. 1 Vollkornbrötchenhälfte mit Schmalz, Radieschen sowie Pfeffer. 1 Vollkornbrot mit Butter und Bananenscheiben. Dazu Pfefferminztee.
Snack: Radieschen und Möhrenstreifen.
Anmerkung: Leider hatte mein Verlangen nach Käse, Milch, Joghurt, Eis, einem Stück Schokolade, Chips oder einer anderen Süßigkeit

noch nicht nachgelassen. Es brauchte schon viel Disziplin, trotzdem immer zu Obst oder Gemüse zu greifen.

Wenn ich nicht gespürt hätte, wie viel leistungsfähiger ich geworden war, und die Schmerzen nicht schon merklich nachgelassen hätten, wäre ich wohl nicht mehr bereit gewesen, weiterzumachen. Ich zweifelte und haderte, hielt aber dennoch durch, was mich wirklich enorm stolz machte. Ich war auf dem besten Weg, wieder gesund zu werden – und diese Hoffnung hielt mich aufrecht.

3. Woche, 7. Tag

Morgens: Grüner Tee
Fitnessprogramm für Leib und Seele
Körperübung: Die Fünf „Tibeter"
Nektarine
Vormittags: Apfel (wenn gewünscht)
Birne
Mittags:
Salat: 1 Chicorée, 1 Stück Gurke, frische Kräuter (Melisse und Schnittlauch), ½ Zwiebel. Sauce aus Wasser, Distelöl (einmal etwas anderes), Salz, frischer Kerbel, frischer Majoran (je nach Jahreszeit müssten Sie auf getrocknete Kräuter zurückgreifen), Pfeffer, Curry.
Warmes Essen: 2 Tomaten, 1 gelbe und 1 grüne Paprika, ½ Zwiebel, in Wasser mit Gemüsebrühe und getrocknetem Majoran gedünstet. Dazu Spätzle, 5 Minuten in leicht gesalzenem Wasser gekocht.
Nachmittags: CereGran® mit Banane. 1 kleine Handvoll basische Nüsse (inkl. 3 Mandeln), Kerne oder Trockenfrüchte (etwa Rosinen).
Abends: 3 Vollkornbrotscheiben mit Olivenpastete und Schmalztöpfchen, belegt mit dünnen Tomatenscheiben und Gewürzen. Dazu Pfefferminztee.
Snack: Möhrenstreifen, 1 Banane, Wasser. Dazu Waldbeerentee.
Anmerkung: Die schnelle Zubereitung des Mittagessens sah folgendermaßen aus: Nachdem ich das Salzwasser für die Nudeln auf den

Herd gestellt hatte, schnitt ich, bis es kochte, das Gemüse grob in einen Topf und setzte ihn auf, es musste ja nur dünsten. Dann machte ich mich an den einfachen Salat, schnitt alles etwas grober und die Kräuter mit einer eigens dafür ausgewählten „Kräuterschere" direkt in den Salat. Das ging schnell und ich brauchte zum Schneiden kein Brettchen und Messer. So mancher Starkoch mag jetzt die Hände über dem Kopf zusammenschlagen, aber manchmal muss es eben schnell gehen ...

Motto der 4. Woche:
Der Geschmack ist gut

Jeden Tag für sich alleine zu kochen und dabei Abwechslung auf den Tisch zu bringen, ist nicht leicht. Manchmal reichen die eingekauften Gemüseportionen einfach für mehrere Tage – man bekommt schließlich kaum einen halben Kohlkopf. Ich versuchte nun, mehr darauf zu achten, öfter einkaufen zu gehen und kleinere Portionen immer frisch parat zu haben. Außerdem wollte ich mein Essen stärker mit dem meiner Familie kombinieren und koordinieren.

Langsam verkleinerten sich meine Portionen und ich hatte das Gefühl, dass mein extremer Nachholbedarf an gesunden Nährstoffen nun ausgeglichen sei. In der folgenden Woche versuchte ich noch stärker darauf zu achten, wann ich wirklich satt war und mich nicht von einem trügerischen Gefühl, ich käme bei meiner neuen Ernährung zu kurz, leiten zu lassen. Zudem wollte ich meine Mahlzeiten stilvoller zubereiten, um auch das Auge, das bekanntlich mitisst, zu verwöhnen.

Die Einkaufsliste für die 4. Woche

Kontrollieren Sie erst einmal, welche Vorräte Sie aus der vergangenen Woche übrig haben. Ist noch Gemüse oder Obst vom Vortag da, sollten Sie das selbstverständlich zuerst verbrauchen. Tauschen Sie dann einfach ein Gemüse oder Obst Ihrer Wahl aus.

Haltbare Lebensmittel aus dem Reformhaus oder Bioladen

- Grüner Tee
- Fencheltee
- Oliven-, Distel- oder Sonnenblumenöl
- Hartweizenspätzle (1 Portion)
- Gewürze wie gewohnt, z. B. getrockneten Majoran
- Bio-Gemüsebrühe (im Glas)
- basische Nüsse nach Wahl, z. B. auch Pinienkerne
- Rosinen
- Vollkornbrot, Vollkornbrötchen oder Vollkornschwarzbrot (täglicher Bedarf)
- Vegetarische Pasteten (für den täglichen Verzehr abends)
- Vegetarisches Schmalz
- Butter
- Frische Kräuter: u. a. Kresse
- Wasser (calciumarm) für den täglichen Bedarf
- Zitronensaft oder frische Zitrone für die Salatsauce
- Braunhirsemehl für den täglichen Bedarf
- Bulgur (1 Portion)
- Quinoa (2 Portionen)
- CereGran® für den täglichen Bedarf
- Dinkel-Kartoffelpuffer (Fertigpackung, 1 Portion)

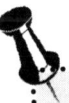

Frisches Gemüse, Obst und Kräuter

- Nektarinen — wenn gewünscht, nach täglichem Bedarf
- Kiwi — 1 Portion
- Tomaten — wenn gewünscht, nach täglichem Bedarf
- Erdbeeren — 1 Portion
- Bananen — wenn gewünscht, nach täglichem Bedarf
- Paprika — wenn gewünscht, nach täglichem Bedarf
- Schlangengurke — wenn gewünscht, nach täglichem Bedarf
- Birne — 4 Portionen
- Radieschen — wenn gewünscht, nach täglichem Bedarf
- Pflaumen — 2 Portionen
- Chinakohl — 1 Portion
- Chicorée — 2 Portionen
- Italienischer Pflücksalat — 2 Portionen
- Galia-Melone — 1 Portion
- Eisbergsalat — 1 Portion
- Frische Maiskolben — 2 Portionen
- Frischer Blattspinat — 2 Portionen
- Lauchzwiebeln — 3 Portionen
- Gemüsezwiebeln — 3 Portionen
- Wirsing — 2 Portionen
- Zucchini — 1 Portion
- Champignons/Pilze — 3 Portionen
- Zwiebeln — wenn gewünscht, nach täglichem Bedarf
- Möhren — wenn gewünscht, nach täglichem Bedarf
- Kartoffeln — 1 Portion
- Porree — 1 Portion

4. Woche, 1. Tag

Morgens: Grüner Tee
Fitnessprogramm für Leib und Seele
Körperübung: Die Fünf „Tibeter"
Nektarine
Vormittags: Apfel (wenn gewünscht)
Pflaumen
Mittags:
Salat: Chicorée mit Gurke und vielen Kräutern. 1 Salbeiblatt, Melisse, Schnittlauch, Petersilie und Gewürze. Sauce mit frischem Majoran (je nach Jahreszeit müssten Sie auf getrocknete Kräuter zurückgreifen), Pfeffer und Curry abgeschmeckt. Später 2 Esslöffel Braunhirsemehl.
Warmes Essen: Pellkartoffeln, 2 rote Paprika, 3 Lauchzwiebeln, gedünstet und mit ein bisschen Majoran garniert.
Nachmittags: CereGran® mit Rosinen in Wasser.
Abends: 2 Sorten Vollkornbrot (Sonnenblumenkern- und Dinkel-/ Grünkernbrot): 1 Scheibe mit Butter, Gurke, Paprika, Kräutern (Melisse und Schnittlauch) sowie getrocknetem Majoran. 1 Scheibe mit Olivenpastete. Dazu Möhren- und Gurkenstreifen, mit getrocknetem Majoran und 2 Blättern Minze angerichtet. 1 Scheibe nur mit Butter. Dazu 1 Tasse Pfefferminztee.
Snack: Gurkenscheiben, Möhren- und Paprikastreifen, dazu Wasser. Wenn man unterwegs ist, kann man diese Dinge leicht mitnehmen und hat so etwas zu knabbern, falls die Begleiter anfangen, etwas zu naschen.

Wie gesagt, sobald die anderen essen, möchte man auch etwas essen – das ist wahrscheinlich eine ganz menschliche Regung. Deshalb ist es wichtig, sich etwas mitzunehmen. Sonst ist die Versuchung unheimlich groß, eine Ausnahme zu machen.

Anmerkung: Ich hatte barfuß einen Spaziergang zum Strand und zurück gemacht, was vor ein paar Wochen noch nicht ohne

Schmerzen möglich gewesen wäre. Ein herrliches und befreites Gefühl – nach so langer Zeit!

Leider habe ich in meiner Euphorie mein Zehengelenk etwas zu stark beansprucht, sodass ich einen Tag später wieder Schmerzen verspürte. Diese legten sich aber schnell, nachdem ich wieder Schuhwerk mit Einlagen trug.

4. Woche, 2. Tag

Morgens: Grüner Tee
Körperübung: Die Fünf „Tibeter"
Birne
Vormittags: Apfel (wenn gewünscht)
Galia-Melone
Mittags:
Salat: Eisbergsalat, Gurke, Tomaten und Möhren mit Kresse, Kümmel, ½ Zwiebel und Gewürzen.
Warmes Essen: Blumenkohl mit Möhren, in Gemüsebrühe gegart, dazu Pellkartoffeln.
Nachmittags: CereGran® mit Banane. Wenn der Magen wieder leer ist, 1 kleine Handvoll basische Nüsse (inkl. 3 Mandeln), Kerne oder Trockenfrüchte (etwa Rosinen).
Abends: 2 Sorten Vollkornbrot (Sonnenblumenkern- und Dinkel-/ Grünkernbrot): 1 Scheibe mit Butter, Gurke, Paprika, Kräutern (Melisse und Schnittlauch) sowie getrocknetem Majoran. 1 Scheibe mit Olivenpastete. Dazu Möhren- und Gurkenstreifen, mit getrocknetem Majoran und 2 Blättern Minze angerichtet. 1 Scheibe nur mit Butter. Dazu 1 Tasse Pfefferminztee.
Anmerkung: Alles in allem war der Urlaub herrlich, und ich bin auch gut mit den von mir mitgenommenen Lebensmitteln zurechtgekommen, sodass ich keine Probleme hatte, meine neue Ernährung beizubehalten und auch abwechslungsreich zu gestalten. Mein Gewicht ist inzwischen bei 66,8 Kilogramm angelangt. Ich habe also

nicht zu viel abgenommen in den drei Wochen der Ernährungsumstellung (-4,2 Kilogramm). Ich fühle, dass sich mein Körper neu organisiert. Und das tut mir ausgesprochen gut.

4. Woche, 3. Tag

Morgens: Grüner Tee
Fitnessprogramm für Leib und Seele
Körperübung: Die Fünf „Tibeter"
Nektarine
Hier kann selbstverständlich auch jedes andere beliebige Obst genommen werden. Ich halte mich aus persönlichen Gründen an die mir vertrauten Obstsorten. Exotische Sorten wie beispielsweise Mango, Papaya und Co. treffen nicht meinen Geschmack. Aber wer diese Früchte mag und verträgt, kann sie selbstverständlich essen.
Vormittags: Apfel (wenn gewünscht)
Pflaumen
Mittags: 20-Minuten-Turbogericht
Salat: Feldsalat, 1 kleines Stück gewürfelter Meerrettich, 5 Champignons, frische Kräuter (Schnittlauch, Melisse, Basilikum) in einer Sauce aus Wasser, Öl, Pfeffer, frischem Koriander, Curry und Paprika. Später wieder 2 Esslöffel Braunhirsemehl. Für die Sauce empfehle ich, einfach Ihrer Fantasie freien Lauf zu lassen: Verwenden Sie Gewürze und Trockengewürze nach Lust und Laune. Halten sie sich nicht zu stark an die Angaben. Sie sollen Anregungen, keine Dogmen sein. Nur Mut, wenn ich das geschafft habe, können Sie das auch!
Warmes Essen: Die meisten Menschen kennen wie ich nur Rahmspinat als Tiefkühlkost und Mais aus der Dose. Probieren Sie aber mal einen frischen Maiskolben (die Maiskörner einfach vom Kolben abschaben) und 2 Handvoll frischen, gewaschenen Blattspinat. Das Ganze in der gewohnten Gemüsebrühe angedünstet – ein Gedicht!

Alles in allem benötigt die Zubereitung dieses Essens etwa 20 Minuten, ein echtes Turbogericht. Dazu Quinoa, in gewohnter Form zubereitet, aber nicht in Gemüsebrühe, sondern einfach in Wasser gekocht. Sehr lecker.

Nachmittags: 1 kleine Handvoll basische Nüsse (inkl. 3 Mandeln), Kerne oder Trockenfrüchte, später 1 Banane und CereGran®, in Wasser eingeweicht. Das schmeckte anfangs sehr ungewohnt, beinahe unangenehm. Aber mittlerweile hatte ich mich so daran gewöhnt, als hätte ich es nie anders gegessen. Milch ist selbst beim Müsli wegzudenken. Das ist alles eine Frage der Gewohnheit. Ein spanisches Sprichwort lautet: „Gewohnheiten sind anfangs Spinnweben, später Drahtseile."

Abends: 1 Vollkornbrötchen, 1 Scheibe Vollkornschwarzbrot, 1 Scheibe Vollkornbrot. Dazu Curry-Ananas-Pastete, Butter und Radieschen. Und natürlich viele frische Kräuter, die ich nicht immer aufzulisten brauche. Hier kann jeder nach Belieben seinen eigenen Kräutergarten zusammenstellen und darin nach Herzenslust schwelgen.

Anmerkung: Ich hatte in diesen Tagen sehr viel zu tun, was ich vor der Ernährungsumstellung nicht schmerzfrei hätte bewältigen können. Ich fühlte mich merklich leistungsfähiger als früher. Seit Jahren hatte ich mich nach so einem anstrengenden Tag nicht mehr so gut gefühlt. Müde, aber nicht vollkommen zerschlagen. Und auch mein Fuß hat gut mitgemacht.

4. Woche, 4. Tag

Morgens: Grüner Tee
Fitnessprogramm für Leib und Seele
Körperübung: Die Fünf „Tibeter"
Birne
Vormittags: Apfel (wenn gewünscht), später 1 Nektarine
Mittags:
Salat: Einige Champignons, 1 Stück rote Paprika (für die bunte Farbe im Salat), 2 kleine Chicorée, 1 Stück Rettich und ½ Zwiebel. Dazu

die Sauce wie gewohnt, diesmal mit ein bisschen Distel- und Sonnenblumenöl.

Warmes Essen: Heute gibt es noch einmal frischen Spinat. Jetzt mit Champignons und 1 Lauchzwiebel sowie ½ Zwiebel. Das Ganze wird dann mit dem Quinoa vom Vortrag vermengt, damit dieser auch noch heiß wird. Vielleicht mögen Sie es heute etwas kräftiger gewürzt, auch mit Salz. Einmal in der Woche ist das ganz wichtig, um durchzuhalten. Körper und Geist müssen ja gemeinsam in die neue Lebensweise hineinwachsen.

Nachmittags: 1 Banane zerdrücken mit 3 Esslöffeln Braunhirsemehl und etwas Wasser. In Braunhirsemehl, also roher Hirse, sind wichtige Bausteine für den Knorpelaufbau enthalten. Später gibt es noch Fencheltee.

Abends: Vollkornbrot mit Curry-Ananas-Pastete, dazu Wasser, Möhrenscheiben, Paprikastreifen sowie Zwiebelringe. Zwiebelringe schmecken sehr herzhaft auf den Broten. Da die Pasteten sehr mild gewürzt sind, muss man sich immer etwas Neues einfallen lassen, damit es nicht langweilig wird.

Anmerkung: Informieren Sie sich über Gemüse- und Obstsorten, die Sie noch nicht kennen. Möglicherweise entdecken Sie etwas, das interessant klingt und auf das Sie Appetit bekommen.

Bei den Gemüse- und Obstangaben brauchen Sie sich nicht immer an meine Vorschläge zu halten. Die sollen nur eine Hilfe zur Selbsthilfe sein, damit Sie nach den 7 Wochen selbstständig sind. Je eher, desto besser. Die eigene Kreativität ist immer am besten.

4. Woche, 5. Tag

Morgens: Grüner Tee
Fitnessprogramm für Leib und Seele
Körperübung: Die Fünf „Tibeter"
1 reife Kiwi
Vormittags: Apfel (wenn gewünscht), später 1 Birne

Mittags:

Salat: Italienischer Pflücksalat mit 1 Stück Rettich und ½ Zwiebel. Dazu Gewürze und Kräuter (1 Pfefferminzblatt und Schnittlauch). *Warmes Essen:* In Gemüsebrühe gedünsteter Wirsing mit 1 Lauchzwiebel. Dazu Bio-Dinkel-Kartoffelpuffer aus einer Fertigpackung, ohne Ei angerührt. Auch ohne Ei lassen sich diese Kartoffelpuffer noch gut braten und fallen nicht auseinander.

Nachmittags: 1 kleine Handvoll basische Nüsse (inkl. 3 Mandeln), Kerne oder Trockenfrüchte. Später 1 Banane.

Abends: 2 Scheiben Vollkornbrot: die 1. Scheibe mit vegetarischem Schmalz, die andere mit Butter und 1 Banane.

Anmerkung: Inzwischen hatte ich mich gut an die täglichen Abläufe gewöhnt. Jetzt brauchte ich neue Lebensmittel und kreative Variationen, um meine Mahlzeiten abwechslungsreicher und vielfältiger zu gestalten. Daher habe ich heute Morgen 1 Kiwi gegessen.

Ansonsten fing die neue Ernährung an, mir richtig Spaß zu machen. Ich spürte einfach, wie gut mein Körper sie annahm. Er lebte förmlich auf und entspannte sich in allen Bereichen. Es kam mir so vor, als würden uralte Depots in mir aufgebraucht, die nur Ballast waren und für unangenehme Nebenerscheinungen wie Verspannungen, Schlappheit und Schmerzen verantwortlich waren. Neue gute Depots wurden angelegt, und ich fühlte mich kraftvoller und energiegeladener denn je. Ein solches Lebensgefühl hatte ich bislang noch nie, und ich wollte es auch nicht mehr missen! Selbst wenn ich in späteren Ausnahmesituationen auch wieder einmal andere Lebensmittel essen sollte, würde ich grundsätzlich bei dieser Ernährungsform bleiben – das stand für mich fest. Mittlerweile erahnte ich ein Kraftpotential in mir, das ich mir immer gewünscht hatte, das ich bislang aber nur mit Krampf, Kampf und strenger Selbstdisziplin – koste es meinen Körper, was es wolle – aufbringen konnte.

Jetzt war es viel einfacher, meine Körperkraft zu aktivieren. Natürlich war mir bewusst, dass ich noch einen langen Weg vor mir hatte, aber ich wusste, wohin die Reise ging. Auch der Nebeneffekt des Gewichtsverlusts war mir willkommen, weshalb ich diese Form der Ernährung auch jedem ans Herz legen kann, der „nur" abnehmen möchte.

4. Woche, 6. Tag

Morgens: Grüner Tee
Fitnessprogramm für Leib und Seele
Körperübung: Die Fünf „Tibeter"
Birne
Vormittags: Apfel (wenn gewünscht)
Erdbeeren
Mittags:
Salat: Italienischer Pflücksalat, Gemüsezwiebel mit vielen Kräutern.
Später 2 Esslöffel Braunhirsemehl.
Warmes Essen: Wirsing mit frischem Mais, 2 Lauchzwiebeln und ½ Gemüsezwiebel gedünstet. Dazu Spätzlenudeln aus reinem Hartweizengries.
Nachmittags: 2 Esslöffel Braunhirsemehl mit zerdrückter Banane, ein paar Rosinen und 1 Esslöffel CereGran®.
Abends: 2 Scheiben Vollkornbrot: 1 Scheibe mit Pastete ungarischer Art, die andere mit Butter und 1 Banane.
Snack: 1 Banane und Möhrenstreifen.
Anmerkung: Das Snack-Paket für nachmittags oder abends unterwegs war wirklich hilfreich – genau wie morgens mein Obstpaket. Wenn ich vor der Ernährungsumstellung Hunger bekam, kaufte ich mir irgendetwas oder aß, was gerade da war. Heute esse ich bewusst und mit Appetit das Obst oder Gemüse und bin genauso satt und noch zufriedener als früher.

4. Woche, 7. Tag

Morgens: Grüner Tee
Fitnessprogramm für Leib und Seele
Körperübung: Die Fünf „Tibeter"
Nektarine
Vormittags: Apfel (wenn gewünscht)
Nektarine
Mittags: 20-Minuten-Turbogericht
Salat: Einige Blätter Chinakohl, Gurke, rote Paprika, Gemüse-
zwiebel, viele frische Kräuter in einer Sauce aus Wasser und
Gewürzen mit Sonnenblumenöl und Distelöl.
Warmes Essen: Gekochter Bulgur. ½ Gemüsezwiebel, 2 kleine
Zucchini, 2 große Champignons, 2 kleine Möhren, 1 Lauchzwiebel,
1 Stange Porree, in Gemüsebrühe gedünstet.
Nachmittags: 4 Esslöffel Braunhirsemehl mit Sonnenblumenkernen,
1 Esslöffel CereGran®, 1 Handvoll Nüsse und Rosinen. In Wasser
quellen lassen. Stillt super den Hunger.
Abends: 3 Bio-Vollkornbrötchenhälften mit frischer Tomate,
Paprika, Pastete ungarischer Art und Gewürzen. Dazu Fencheltee.

Eine erste Zwischenbilanz nach 4 Wochen

Auch wenn es nicht immer leicht war und die Versuchungen oft sehr
groß, Ausnahmen zu machen oder abzubrechen: Ich war sehr stolz,
so konsequent durchgehalten zu haben!

In den ersten 4 Wochen hatte mein Körper wirklich gute Arbeit
geleistet. Ich fühlte mich beweglicher, fit und ausgeglichen. Unnötige
Stoffe in mir waren anscheinend abgetragen, wie mein Gewicht und
mein gesamtes körperliches Befinden bewiesen. Ich war mir sicher,
dass ich weitermachen würde, in der Hoffnung, dass die Beschwerden

der Arthrose weiter nachließen und bald ganz vergessen wären. Ich überlegte mir, dass ich die ein oder andere „Verschärfung" mit der Zeit aufheben und auf ganz normale eiweiß- und säurefreie vegetarische Kost umstellen könnte (Sojaprodukte sind ja sehr lecker), vielleicht sogar auch das eine oder andere Stück Fleisch, Wurst oder Käse mit Genuss essen würde, dann aber sehr bewusst und kontrolliert. Ich werde nie mehr so gedankenlos essen wie früher. Die Schmerzen im Zehengelenk spürte ich unter Belastungen noch immer leicht. Daher beschloss ich, mit meinen Aufzeichnungen fortzufahren. Mittlerweile hatte ich 5 Kilogramm abgenommen. Das war ein annehmbares Ergebnis, fand ich. Und dieses Gewicht war auch noch an den richtigen Stellen verschwunden: an Gesicht und Hals, an den Oberarmen, am Rücken, an den Oberschenkeln und am Bauch.

Inzwischen wusste ich auch, was damit gemeint war, „Leben zu essen". Ich spürte förmlich, wie lebendig Obst und Gemüse sind und wie lebendig sie mich machten, wenn sie Hauptbestandteil meiner Ernährung waren. Das Essen hatte mich bestens für meinen Alltag gerüstet.

Das Fazit meiner Zwischenbilanz lautete: ein voller Erfolg!

Motto der 5. Woche:
Der Geschmack wird immer besser

Langsam kam nun Routine in die Zubereitung meiner Mahlzeiten und ich lernte immer mehr über die einzelnen Lebensmittel, ihre Inhaltsstoffe und ihre Wirkung auf den menschlichen Körper. Ich durchstöberte die Gewürzregale im Handel und entdeckte neue Geschmäcker. Auch neuen Kräutern und Gemüse- und Obstsorten, die mir bislang unbekannt geblieben waren, gab ich eine Chance.

Die Einkaufsliste für die 5. Woche

Kontrollieren Sie erst einmal, welche Vorräte Sie aus der vergangenen Woche übrig haben. Ist noch Gemüse oder Obst vom Vortag da, sollten Sie das selbstverständlich zuerst verbrauchen. Tauschen Sie dann einfach ein Gemüse oder Obst Ihrer Wahl aus.

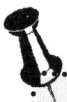

Haltbare Lebensmittel aus dem Reformhaus oder Bioladen

- Grüner Tee
- Schwarzer Tee
- Hagebuttentee
- Grüner Hafertee (aus dem Reformhaus)
- Rooibostee
- Öl nach Belieben
- Bio-Gemüsebrühe
- Gewürze: Zitronengras, Kurkuma, Chili, Koriander, pflanzliche Flüssigwürze ohne Hefeextrakt, Muskatnuss
- basische Nüsse, Kerne und/oder Steinfrüchte (wie Mandeln; nach Wahl)
- Rosinen
- Vollkornbrot, Dinkelvollkornbrot oder Vollkornbrötchen (nach Wahl)
- Vegetarische Pasteten
- Vegetarisches Schmalz
- Butter
- Frische Kräuter
- Wasser (calciumarm)
- Zitronensaft oder frische Zitrone
- Braunhirsemehl (Menge dem täglichen Bedarf angepasst)
- Ungeschälte Sesamkörner (2 Portionen)
- Couscous (1 Portion)
- Bio-Grünkern (1 Portion)
- Vollkornnudeln (1 Portion)
- Berglinsen zum Selbstkochen (1 Portion)
- Dinkelbratlinge (1 Packung) (1 Portion)

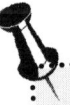

Frisches Gemüse, Obst und Kräuter

- Äpfel   wenn gewünscht, nach täglichem Bedarf
- Nektarinen   2 Portionen
- Tomaten   wenn gewünscht, nach täglichem Bedarf
- Ananas   2 Portionen
- Mini-Romanasalat   1 Portion
- Bananen   wenn gewünscht, nach täglichem Bedarf
- Paprika   wenn gewünscht, nach täglichem Bedarf
- Schlangengurke   wenn gewünscht, nach täglichem Bedarf
- Birne   2 Portionen
- Chinakohl   1 Portion
- Weißkohl   3 Portionen
- Erdbeeren   1 Portion
- Pflaumen   5 Portionen
- Avocado   2 Stück
- Meerrettich   1 Portion
- Rosenkohl   2 Portionen
- Lauchzwiebel   1 Portion
- Maiskolben   2 Portionen
- Fenchel   2 Portionen
- Zucchini   3 Portionen
- Champignons
  oder andere Pilze   2 Portionen
- Austernpilze   1 Portion
- Zwiebeln   wenn gewünscht, nach täglichem Bedarf
- Kartoffeln   2 Portionen
- Porree   1 Portion

5. Woche, 1. Tag

Morgens: Grüner Tee
Fitnessprogramm für Leib und Seele
Körperübung: Die Fünf „Tibeter"
Nektarine
Vormittags: Apfel (wenn gewünscht)
Birne
Mittags:
Salat: Chinakohl mit roter Paprika und 1 großen Champignon. Später 2 Esslöffel Braunhirsemehl und gerösteter Sesam.
Warmes Essen: Heute stehen Berglinsen mit Weißkohl und Bio-Grünkern auf dem Speiseplan. Die Linsen schon am Vormittag aufsetzen, da sie 60 Minuten ziehen müssen. Grünkern und Weißkohl sind in 30 Minuten fertig. Recht scharf mit Pfeffer gewürzt, liefert es einen sehr leckeren, neuen Geschmack.
Nachmittags: 1 zerdrückte Banane mit 3 Esslöffeln Braunhirsemehl und ein paar Rosinen. Das Ganze in Wasser eingeweicht. Später, wenn der Magen wieder leer ist, 3 Mandeln.
Abends: 2 Brötchenhälften mit Butter, Pastete, Paprika und Kresse belegt. Dazu 1 Banane und Wasser.
Anmerkung: An diesem Vormittag trank ich 1 Tasse schwarzen Tee mit Bio-Zitronensaft (aus der Flasche). Das belebte und erfrischte herrlich. Ab sofort gab ich immer wieder einmal Zitronensaft in die Salatsauce, entweder frisch gepresst oder aus der Flasche. Zitrone ist ein guter Vitamin-C-Lieferant, auf den ich bislang verzichtet hatte, um jede Art von Säure aus meinem Körper herauszuhalten. Das war zwar nicht nötig, mir aber ein Bedürfnis. Doch 4 Wochen reichten.

Franzbranntwein verwendete ich gern zum Einreiben. Er duftet und belebt sehr wohltuend. Genau wie ein duftendes Parfüm für die Sinne. Genauso genieße ich den Duft von noch nicht erlaubten Speisen, wenn ich sie für meine Familie zubereite. Frischer Joghurt, Milch, Kakao, Pommes und auch Braten riechen herrlich und der Duft kann nicht schaden.

Ich hatte neue Gewürze erstanden – dieses Mal aus der chinesischen Küche: Zitronengras, Kurkuma, Chili und Koriander – und war schon gespannt darauf, sie auszuprobieren.

5. Woche, 2. Tag

Morgens: Grüner Tee
Fitnessprogramm für Leib und Seele
Körperübung: Die Fünf „Tibeter"
Nektarine
Vormittags: Apfel (wenn gewünscht)
Birne
Mittags: 20-Minuten-Turbogericht
Salat: 1 Champignon, ¼ Zwiebel, 1 große, geraspelte Möhre, 1 Tomate, in üblicher Sauce mit Olivenöl und 1 Spritzer Zitronensaft. Frische Kräuter: 3 Blatt Minze, Zitronenmelisse, Salbei und reichlich Petersilie.
Warmes Essen: Pellkartoffeln. Gemüse aus 1 Zucchini, 1 Handvoll Weißkohl, 1 Champignon, 1 Lauchzwiebel, ½ Porreestange und ½ Zwiebel. Das Ganze in Gemüsebrühe und etwas Distelöl gegart und mit Koriander, Chili und Kurkuma gewürzt. Sehr lecker!
Nachmittags: 1 kleine Handvoll basische Nüsse (inkl. 3 Mandeln), Kerne oder Trockenfrüchte, 1 Tasse Lupinen-Kaffee oder Kräutertee.
Abends: Dinkelvollkornbrot mit Schmalz und vegetabiler Kräuterpastete sowie frischem Basilikum, gewürzt mit Koriander und Majoran, belegt mit Tomate und Zwiebel.
Anmerkung: Den Apfel ließ ich immer noch weg. Ich kam gut mit 2 Obstmahlzeiten bis zum Mittagessen aus, mehr Zeit blieb auch nicht. Zwischendurch trank ich Wasser.

Ich hatte das Gefühl, meine Schmerzen im Arthrosebereich meines Zehs seien deutlich zurückgegangen, seit ich auch nachmittags mehr Braunhirsemehl aß. Ich wollte das beibehalten und weiter beobachten. Auch die neue Geschmacksvielfalt tat gut, so langsam wurde ich bei neuen Kreationen mutiger.

5. Woche, 3. Tag

Morgens: Grüner Tee
Fitnessprogramm für Leib und Seele
Körperübung: Die Fünf „Tibeter"
Erdbeeren
Vormittags: Apfel (wenn gewünscht), später ein paar Pflaumen
Mittags:
Salat: ½ Zwiebel, 2 geschnittene Radieschen, etwas Weißkohl und
geraspelter Rettich. Sauce mit Wasser, Olivenöl, 1 Spritzer pflanzlicher
Flüssigwürze ohne Hefeextrakt, frischer Petersilie, Curry, Paprika und
Chili. Das schmeckt ausgezeichnet und sieht schön bunt aus.
Warmes Essen: Berglinsen mit Kurkuma. Beilage: Hirse. Beides
zeitig kochen und ziehen lassen (siehe Packungsanleitungen). Dazu
gedünstetes Gemüse aus 2 Champignons, 1 Zucchini und 1 Tomate.
Nachmittags: 1 zerdrückte Banane mit 3 Esslöffeln Braunhirsemehl,
CereGran® und etwas Wasser. 1 kleine Handvoll basische Nüsse (inkl.
3 Mandeln), Kerne oder Trockenfrüchte.
Abends: Selbst gemachter Avocadoaufstrich für 2 Brote. Das geht
ganz einfach: Das Fruchtfleisch von ½ reifen Avocado in eine kleine
Schüssel geben und mit einer Gabel zerdrücken. Kräutersalz, Pfeffer,
1 Spritzer Bio-Zitronensaft und ½ sehr klein geschnittene Zwiebel
dazugeben. Mit Radieschen und 1 Blatt Petersilie garnieren. Dazu
2 Brötchenhälften mit vegetabiler Kräuterpastete und vegetarischem
Schmalz. Mit Tomaten und Kräutern schmeckt das Ganze sehr abge-
rundet und lecker.

5. Woche, 4. Tag

Morgens: Grüner Tee
Fitnessprogramm für Leib und Seele
Körperübung: Die Fünf „Tibeter"
Ananas

Vormittags: Apfel (wenn gewünscht)
Pflaumen
Mittags:
Salat: 2 kleine geraspelte Möhren, 4 geschnittene Radieschen, viel
frischer Schnittlauch, ½ Zwiebel, viel *Curry*, Wasser, Olivenöl, Pfeffer
und 1 Prise Salz. Danach 2 Esslöffel Braunhirsemehl.
Warmes Essen: Couscous mit heißer Brühe übergießen und 10 Minuten ziehen lassen. Gemüse: Ungeschälten Sesam in etwas Öl anbraten. Dann Wasser hinzugießen. 2 kleine Zucchini und 2 klein geschnittene Lauchzwiebeln hinzufügen. Das Ganze nach Belieben würzen. Salz sparsam verwenden oder besser bei Bedarf später am Esstisch nachwürzen. So kann man die Menge besser kontrollieren. Aber die Schärfe der anderen Gewürze oder die Würze ersetzen ohnehin einen übermäßigen Salzkonsum.
Nachmittags: 3 Esslöffel Braunhirsemehl, 2 Esslöffel CereGran®
sowie ein paar Rosinen. Das Ganze in Wasser eingeweicht. Später
gibt es 1 Handvoll basischer Nüsse (inkl. 3 Mandeln) und Wasser.
Abends: 4 Scheiben Vollkornbrot: 1 Scheibe mit Butter, Schlangengurke und frischem Melissenblatt, 1 Scheibe mit Butter, ½ Tomate
und frischer Petersilie. 2 Scheiben mit selbst gemachtem Avocadoaufstrich, dem man noch ein klein geschnittenes Radieschen unterheben kann. 1 Brotscheibe mit 2 Salbeiblättern garnieren. Dazu gibt
es Möhrenstreifen und ½ Tomate, mit 4 Lavendelblättern garniert.
Anmerkung: Ich gebe zu, obwohl ich mich mittags immer richtig satt
aß, hatte ich schnell wieder Hunger und freute mich auf die sättigende
Nachmittags-Zwischenmahlzeit.

Ich duschte mich mittlerweile auch gern wieder etwas kalt ab.
Dabei achtete ich jedoch darauf, nicht wie früher „innerlich zu
frieren". Außerdem ließ ich meinen Arthrosebereich an den Füßen
aus. Die Schmerzen hatten in der vergangenen Woche deutlich nachgelassen.

5. Woche, 5. Tag

Morgens: Grüner Tee
Fitnessprogramm für Leib und Seele
Körperübung: Die Fünf „Tibeter"
Ananas
1 Becher grüner Hafertee
Vormittags: Apfel (wenn gewünscht)
Ananas
Mittags:
Salat: 2 Möhren, 1 Stück geraspelte Schlangengurke. Dazu viel frische Petersilie und Schnittlauch. Die übliche Salatsauce diesmal mit 1 Spritzer Zitronensaft und 1 Spritzer pflanzlicher Flüssigwürze ohne Hefeextrakt sowie Majoran verfeinern.
Warmes Essen: 2 Handvoll Vollkornnudeln, mit etwas Öl in Wasser gekocht. In Gemüsebrühe mit geriebener Muskatnuss gedünstet: 10 halbierte Rosenkohlröschen, ⅓ frischer Fenchel. Dazu 3 beliebig gewürzte Austernpilze, in Öl gebraten. Etwa 30 Minuten später 1 Becher grüner Hafertee.
Nachmittags: CereGran®, 3 Esslöffel Braunhirsemehl, ein paar Rosinen sowie 1 klein geschnittene Banane, mit 1 Tasse heißem Hagebuttentee übergossen und eingeweicht. Später einige Schlucke Hagebuttentee und 1 Handvoll basischer Nüsse (inkl. 3 Mandeln).
Abends: Restlicher Gurken-Möhren-Salat vom Mittag und 3 Vollkornbrötchenhälften, jeweils mit Butter und Schmalz. Dazu leckeren Rooibostee.
Snack: 2 Bananen, 2 kleine Möhren, Rooibostee.
Anmerkung: Langsam reduzierte ich meine Portionen auf ein normales Maß. Meinem Empfinden nach hatte mein Körper inzwischen ein gutes Depot gesunder Nährstoffe angelegt und ich fühlte mich rundum gut versorgt.

Der grüne Hafertee bekam mir weiterhin gut. Auch im Reformhaus bestätigte man mir seine gute Verträglichkeit.

5. Woche, 6. Tag

Morgens: Grüner Tee
Fitnessprogramm für Leib und Seele
Körperübung: Die Fünf „Tibeter"
1 Becher grüner Hafertee
Pflaumen
Vormittags: Apfel (wenn gewünscht)
Pflaumen
Mittags:
Salat: 1 Tomate, ¼ Schlangengurke, 1 rote Paprika sowie frische Petersilie. Sauce aus Wasser, Olivenöl, Zitronensaft, Curry und Pfeffer. Später 2 Esslöffel Braunhirsemehl.
Warmes Essen: Pellkartoffeln. Gemüse aus 10 Rosenkohlröschen und ½ frischen Maiskolben. Eine ungewöhnliche Kombination, die aber ausgezeichnet schmeckt. Zum Abschluss 1 Tasse grüner Hafertee und/oder grüner Tee.
Nachmittags: 2 Esslöffel Braunhirsemehl, 2 Esslöffel CereGran® und 1 zerdrückte Banane nach Belieben mischen, mit heißem Pfefferminztee aufgießen und 30 Minuten einweichen lassen. Dazu 1 Tasse Salbeitee. Später 1 kleine Handvoll basische Nüsse (inkl. 3 Mandeln), Kerne oder Trockenfrüchte.
Abends: Sie können den Salat vom Mittag zur Abwechslung auch abends essen. Dann brauchen Sie abends nicht so viel Vollkornbrot. Zum Salat kommen 2 Brötchenhälften mit Butter.
Snack: Möhrenstreifen und Wasser.
Anmerkung: Bislang hatte ich mein Essen immer in einer normalen Bratpfanne (nicht teflonbeschichtet) gegart. Doch um größere Portionen für mehrere Personen zuzubereiten, legte ich mir einen Wok zu, den ich nur empfehlen kann.

Weil ich meine Portionen reduzieren wollte, trank ich nach dem Mittagessen gern noch einen Tee zum Abschluss. Danach war auch das letzte Hungergefühl verflogen.

Bislang hatte ich Möhren immer nur in Scheiben geschnitten. Doch wenn ich sie viertelte oder in noch dünnere Streifen schnitt, schmeckten sie richtig süß. Der Innenteil ist nämlich viel süßer als der Außenteil. Probieren Sie es doch einmal aus!

5. Woche, 7. Tag

Morgens: Grüner Tee
Fitnessprogramm für Leib und Seele
Körperübung: Die Fünf „Tibeter"
1 Becher grüner Hafertee
Pflaumen
Vormittags: Apfel (wenn gewünscht)
Pflaumen
1 Tasse grüner Tee
Mittags:
Salat: 2 Tomaten, 1 kleiner Kopf Mini-Romanasalat, frische Kräuter nach Belieben (z. B. Petersilie, Basilikum, Melisse) und in der Sauce reichlich Pfeffer. Das schmeckt lecker scharf. Später 3 Esslöffel Braunhirsemehl.
Warmes Essen: 1 Portion Dinkelbratlinge, in Olivenöl gebraten (siehe Packungsanleitung). Gemüse: Frischer Mais, Fenchel und 2 kleine Zucchini, in Gemüsebrühe gedünstet. Die Masse für die Bratlinge kann schon im Laufe des Vormittages eingeweicht werden. Dann muss man sie mittags nur noch braten.
1 Tasse schwarzer Tee mit Zitronensaft
Nachmittags: 1 kleine Handvoll basische Nüsse (inkl. 3 Mandeln), Kerne oder Trockenfrüchte und, wenn der Magen wieder leer ist, 1 Banane.
Abends: ½ Brötchen, Möhrenstreifen, 1 Tomate und selbst gemachter Avocadoaufstrich, mit Zwiebeln, Pfeffer und Zitrone abgeschmeckt.
Anmerkung: Es gibt drei wichtige Bausteine für die Gesundheit: Ernährung, geistige Einstellung/Lebensweise sowie körperliche

Aktivität. Ich bekam durch die neue Ernährung Kraft für alle drei Bereiche und war unheimlich froh, diesen Weg bis hierher gegangen zu sein. Die Schmerzen im Fuß waren fast vergessen und es zeigte sich eine deutliche Bewegungsfreiheit. Ich war voller Hoffnung, dass spätestens in ½ bis 1 Jahr alle Beschwerden der Vergangenheit angehören würden.

Motto der 6. Woche:
Bewusst essen, kauen und genießen

Es stellte sich eine immer größere Routine ein, sodass Raum blieb für neue Ideen. Bei mir machte sich ein richtiger Entdeckergeist bemerkbar, der mich zu immer neuen Kombinationen von Lebensmitteln und Gewürzen führte.

Die Einkaufsliste für die 6. Woche

Kontrollieren Sie erst einmal, welche Vorräte Sie aus der vergangenen Woche übrig haben. Ist noch Gemüse oder Obst vom Vortag da, sollten Sie das selbstverständlich zuerst verbrauchen. Tauschen Sie dann einfach ein Gemüse oder Obst Ihrer Wahl aus.

Haltbare Lebensmittel aus dem Reformhaus oder Bioladen

- Grüner Tee
- Grüner Hafertee (aus dem Reformhaus)
- Pfefferminztee
- Kräutertee
- Rooibostee
- Öl nach Belieben
- Bio-Gemüsebrühe
- Nüsse nach Belieben
- Nussmischung aus dem Reformhaus (evtl. mit getrockneten Bananenscheiben, Feigen oder sonstigen Trockenfrüchten)
- Mandeln (3 für jeden Tag)
- Rosinen
- Vollkornbrot, Vollkornbrötchen nach Belieben (für den täglichen Bedarf)
- Vegetarische Pasteten
- Vegetarisches Schmalz
- Butter
- Frische Kräuterpflanzen
- Stilles, mineralarmes Wasser
- Zitronensaft oder frische Zitrone
- Braunhirsemehl (Menge dem täglichen Bedarf angepasst)
- Bulgur (2 Portionen)
- Quinoa (1 Portion)
- Vollkorn-Basmatireis (2 Portionen)
- Ungeschälte Sesamkörner zum Rösten für den Salat
- CereGran®
- Erbsen zum Selbstkochen (1 Portion)

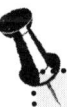

Frisches Gemüse, Obst und Kräuter

Äpfel	wenn gewünscht, nach täglichem Bedarf
Pfirsiche	4 Portionen
Tomaten	wenn gewünscht, nach täglichem Bedarf
Mini-Romanasalat	1 Portion
Feldsalat	2 Portionen
Bananen	wenn gewünscht, nach täglichem Bedarf
Paprika	wenn gewünscht, nach täglichem Bedarf
Schlangengurke	wenn gewünscht, nach täglichem Bedarf
Birnen	3 Portionen
Radieschen	wenn gewünscht, nach täglichem Bedarf
Weintrauben	5 Portionen
Brokkoli	1 Portion
Eisbergsalat	2 Portionen
Frische Ingwerwurzel	1 Portion
Rotkohl	1 Portion
Meerrettich	3 Portionen
Blumenkohl	2 Portionen
Pfifferlinge	2 Portionen
Champignons	1 Portion
Austernpilze	2 Portionen
Zwiebeln	wenn gewünscht, nach täglichem Bedarf
Möhren	wenn gewünscht, nach täglichem Bedarf
Kartoffeln	2 Portionen
Orangen	3 Portionen

6. Woche, 1. Tag

Morgens: Grüner Tee
Fitnessprogramm für Leib und Seele
Körperübung: Die Fünf „Tibeter"
1 Becher grüner Hafertee
Weintrauben
Vormittags: Apfel (wenn gewünscht)
Weintrauben
Mittags:
Salat: Mini-Romanasalat mit vielen Kräutern.
Warmes Essen: Pfifferlinge mit Brokkoli und Bulgur. Brokkoli in Gemüsebrühe gekocht. Pfifferlinge mit einem Pinsel vom Sand befreien, nicht waschen. In heißer Butter kurz in einer Pfanne schwenken.
Zum Abschluss 1 Tasse Ingwertee aus frischer Ingwerwurzel – angenehm scharf und belebend.
Nachmittags: 1 kleine Handvoll basische Nüsse (inkl. 3 Mandeln), Kerne oder Trockenfrüchte, dazu 1 Tasse grüner Tee.
Abends: 2 Sorten leckeres Bio-Vollkornbrot und 1 Brötchen aus dem Reformhaus mit Butter und Tomaten, Schmalz oder vegetabiler Pastete ungarischer Art. Das eine mit mehr Pfeffer, das andere mit mehr Curry oder Paprika gewürzt. Dazu frische Kräuter (Petersilie, Basilikum und Schnittlauch) und Pfefferminztee.
Anmerkung: Ab der 6. Woche kaufte ich mein Brot und meine Brötchen nur noch im Reformhaus oder im Bioladen. Die Qualität überzeugte mich einfach, da die Brote dort ohne schädliche Zusatzstoffe hergestellt werden und schon die Zutaten aus einem Anbau stammen, bei dem weitaus weniger Schadstoffe in das Mehl gelangen. Es war wunderbar, wieder einmal Brot ohne Körner zu essen. Unter Vollkornbrot versteht man sonst nur Brot, in dem die ganzen Körner zu sehen sind. Hätte ich mich doch nur eher im Reformhaus beraten lassen und informiert! Überlegen Sie doch auch, ob es irgendeine neue Variante für Sie gibt. Dieselbe Sorte Brot, jedes

Obst, jede Pastete schmeckt anders, wenn sie von einem anderen Herkunftsort bzw. Hersteller stammt.

Ingwertee lässt sich leicht zubereiten: Dafür etwa 1 bis 1½ Zentimeter frische Ingwerwurzel in kleine Stücke schneiden, mit 200 bis 300 Millilitern Wasser in einen Topf geben, kurz aufkochen lassen, den Herd ausstellen und das Ganze etwa 20 Minuten ziehen lassen. Schon ist er fertig. Er hilft auch gut bei Erkältungen.

Ich probierte weiter Dinge aus, kochte mal ohne Gemüsebrühe, dann wieder mit, fror Brot ein und fragte mich, ob das wohl gut für die Inhaltsstoffe sei, versuchte eine funktionierende Methode für das Reinigen von Pfifferlingen zu finden und mich bei all dem nicht unter Druck zu setzen. Ich konnte ausprobieren und auch Fehler machen, dabei aber auch Wertvolles und Hilfreiches entdecken. Letztlich vertraute ich immer darauf, dass mein Körper mir schon mitteilen würde, was förderlich oder hinderlich für mich sei. Wichtig war für mich, dass die Ernährungsumstellung insgesamt gut funktionierte – die winzigen Details würden später noch geklärt werden können. Dazu fällt mir ein Vergleich ein, den ich gern als Gesangstrainerin benutze: „Es ist wie beim Hausbau: Erst setzt man die großen, groben Bausteine aufeinander (Fundament, Keller, Räume) und danach macht man sich an die Details (Dekoration, Gardinen etc.)." Genauso verhält es sich mit der Ernährungsumstellung. Der Körper muss erst einmal die grobe, große Ordnung wiederherstellen. Dann wird er für Feinheiten sensibilisiert.

Seit einigen Monaten bekam ich Osteopathie-Behandlungen. Auch sie gaben mir den Mut, nicht aufzugeben. In Verbindung mit den Fünf „Tibetern" kann es hierbei vereinfacht ausgedrückt zu einer „Überreaktion" kommen, erklärte man mir in der Praxis. Mein Körper wurde in jener Zeit schließlich sehr sensibilisiert.

In der 6. Woche meiner Ernährungsumstellung hatte ich einen Migräneanfall wie seit fast 20 Jahren nicht mehr. Aber ich ließ mich von diesen Rückfällen nicht abschrecken. Zu gut kannte ich etwas Vergleichbares von der Homöopathie, bei der es gleichfalls zu Erstverschlimmerungen kommen kann. Das sollte mich nicht von meinem guten Weg abbringen.

6. Woche, 2. Tag

Morgens: Grüner Tee
Fitnessprogramm für Leib und Seele
Körperübung: Die Fünf „Tibeter"
1 Becher grüner Hafertee
Pfirsich
Vormittags: Birne
Weintrauben
Mittags:
Salat: Eisbergsalat mit geraspelter Möhre. Später 2 Esslöffel Braunhirsemehl.
Warmes Essen: Pfifferlinge und Bulgur vom Vortag, dazu noch 2 Tomaten.
Nachmittags: Nüsse (inkl. 3 Mandeln) und grüner Tee.
Abends: Den Salat vom Mittag mit Brötchen und Brot. Jeweils entweder mit Butter oder mit Schmalz und Kräutern, Meerrettichcreme oder ungarischer Pastete. Dazu Wasser und 3 Esslöffel Braunhirsemehl.
Anmerkung: Manchmal geriet mein Plan etwas durcheinander, wenn ich beruflich zu tun hatte und die Zeit nicht im Auge behielt. Ich machte mir darüber aber wenig Gedanken, denn grundsätzlich klappte alles sehr gut und ich fühlte mich wohl in meinem Körper.

HINWEIS:

Nüsse können allergische Reaktionen hervorrufen. Gerade bei Erdnüssen, aber auch bei Haselnüssen und Walnüssen kann das vorkommen. Finden Sie am besten selbst heraus, ob Sie allergisch sind, und trennen Sie bei Bedarf die Nusssorten oder lassen Sie sie ganz weg.

---

6. Woche, 3. Tag

Morgens: Grüner Tee
Fitnessprogramm für Leib und Seele
Körperübung: Die Fünf „Tibeter"
Birne
Vormittags: Apfel (wenn gewünscht)
1 frische Feige
Mittags: Heute wieder mal ein Turbogericht.
Salat: 1 Stück mit der Reibe geriebener Rettich und 1 großer Champignon. In einer Sauce aus Wasser, Öl und Gewürzen. Rettich ist sehr scharf, also braucht man nicht stark würzen.
Warmes Essen: Rotkohl mit Champignons und Pellkartoffeln. Kennen Sie Rotkohl auch nur aus dem Glas? Den meisten geht es wohl so. Man kann aber auch frischen Rotkohl auf die Schnelle zubereiten: Einfach den Rotkohl in dicke Scheiben schneiden, Wasser mit etwas Gemüsebrühe in einen Topf geben und den Rotkohl darin dünsten. Er zerfällt von selbst. Zum Schluss etwas mit Pfeffer und Paprika nachwürzen.

Zwischendurch den Salat machen und essen und auch die Pilze kurz in Olivenöl in der Pfanne anbraten. Fertig ist das leckere Turbogericht.

Die Brühe vom Rotkohl können Sie übrigens prima als Sauce für die Pellkartoffeln verwenden.
Nachmittags: 1 kleine Handvoll basische Nüsse (inkl. 3 Mandeln), Kerne oder Trockenfrüchte und 1 Glas Wasser.
Abends: 4 Scheiben Bio-Roggenvollkornbrot, mit jeder Menge frischen Kräutern, Kräuterschmalz, Butter, Gewürzen und vegetabiler Pastete und Kräutertee. Später noch 1 Tasse grüner Hafertee.
Anmerkung: Beim Ausprobieren wurde ich immer mutiger. Experimentieren Sie einfach! Es gibt jede Menge Rezepte oder Zubereitungstipps im Internet oder in entsprechenden Büchern.

6. Woche, 4. Tag

Morgens: Grüner Tee
Fitnessprogramm für Leib und Seele
Körperübung: Die Fünf „Tibeter"
2 Orangen
Vormittags: Apfel (wenn gewünscht)
1 Pfirsich
½ frische Kokosnuss (Botanisch ist die Kokosnuss keine Nuss, sondern wird zum Obst gezählt. Daher kann sie auch mal zum Abschluss der morgendlichen Obstphase gegessen werden. Himmlisch!)
Mittags:
Salat: Geraspelter Rettich, ½ Zwiebel mit Eisbergsalat und vielen frischen Kräutern (Bohnenkraut, Zitronenmelisse und frischem Koriander). Sie finden, dass das eine seltsame Kombination sei? Sie schmeckt aber wunderbar und duftet herrlich belebend.
Warmes Essen: 1 Aubergine mit 3 Champignons, gebraten. Dazu Blumenkohl, in Gemüsebrühe gedünstet, und Vollkorn-Basmatireis. Die Auberginen längs oder quer schneiden, die Schnittstellen mit Zitronensaft beträufeln, damit sie nicht braun werden. Vor dem Braten die Auberginen salzen, um ihnen Bitterstoffe und Wasser zu entziehen, und etwa 30 Minuten ziehen lassen. Danach die Scheiben mit Küchenpapier trocken tupfen. Die Auberginenscheiben in Öl (ich habe Olivenöl genommen) braten, später die Pilze dazugeben. Die Auberginen zum Schluss mit etwas Gemüsebrühe-Kochwasser vom Blumenkohl ablöschen und dann noch etwas ziehen lassen.
Nachmittags: 1 kleine Handvoll basische Nüsse (inkl. 3 Mandeln), Kerne oder Trockenfrüchte. Später die 3 Esslöffel Braunhirsemehl und 1 zerdrückte Banane mit etwas Kräutertee. Dazu 1 Tasse Kräutertee.
Abends: 2 Brötchen, 1 Scheibe Brot, Salat vom Mittag sowie Rettichscheiben und 1 Tomate. Mit vegetarischem Schmalz und Butter. Dazu Rooibostee. Die Brötchen hatte ich portionsweise eingefroren und kurz aufgebacken. So waren sie wirklich knackig und lecker.

Anmerkung: Aufgrund einer Erkältung konnte ich gestern die Fünf-„Tibeter"-Übungen nicht machen. Heute ging es wieder, und ich merkte deutlich, dass der Schleim in den Nasen- und Stirnhöhlen besser abfließen konnte. Diese Übungen scheinen auch sehr gut bei Erkältungen, Allergien, morgendlicher Verschleimung etc. zu wirken. Mit meiner Ernährungsweise fühlte ich mich immer wohler. Längst hatte ich begonnen, meine neuen Gerichte zu genießen! Weil sie schmeckten und mir guttaten.

6. Woche, 5. Tag

Morgens: Grüner Tee
Fitnessprogramm für Leib und Seele
Körperübung: Die Fünf „Tibeter"
1 Orange
Vormittags: 1 Pfirsich
Kokosnuss
1 Tasse schwarzer Tee mit Zitronensaft
1 Tasse Rooibostee
Mittags:
Salat: 1 Stück Schlangengurke, 1 Stück Rettich und viele Kräuter.
Warmes Essen: Reis und Blumenkohl.
Nachmittags: 1 kleine Handvoll basische Nüsse (inkl. 3 Mandeln), Kerne oder Trockenfrüchte. Dazu 1 Tasse Rooibostee.
Abends: 2 Scheiben Brot, 1 Vollkornbrötchen, belegt mit Meerrettichcreme, Kräuterschmalz, Olivenpastete und Butter. Garniert mit Gurkenscheiben und Möhrenstreifen. Dazu noch Banane und einen Pfefferminztee.
Anmerkung: Wenn es schnell gehen muss, ist es praktisch, auf Speisen vom Vortag zurückzugreifen, so wie ich es hier mit dem Reis und dem Blumenkohl vorschlage. Aber frisch zubereitet ist natürlich besser.

6. Woche, 6. Tag

Morgens: Grüner Tee
Fitnessprogramm für Leib und Seele
Körperübung: Die Fünf „Tibeter"
Weintrauben
Vormittags: 1 Birne, später 1 Orange
1 Becher grüner Hafertee
1 Tasse Rooibostee
Mittags:
Salat: 1 Portion Feldsalat mit klein geschnittenen Radieschen. Die Salatsauce etwas salzen und mit weiteren Gewürzen und Olivenöl verfeinern. Später 2 Esslöffel Braunhirsemehl.
Warmes Essen: Frische Rote Bete mit Pellkartoffeln und 3 gebratenen Austernpilzen.
Die Rote Bete kann schon im Laufe des Vormittags zubereitet werden. Dafür nur die Blätter entfernen, aber den Stielansatz und die Wurzeln zum Garen stehen lassen. Garen Sie 1 oder 2 Rote Bete mehr, damit Sie am nächsten Tag einen Salat daraus machen können.
Nachmittags: Heute wieder einmal das altbewährte „Allerlei": Cere-Gran®, 2 getrocknete Datteln, einige getrocknete Bananenstücke. Das Ganze in Wasser einweichen. Das hört sich zwar sehr seltsam an, ist aber ein leckerer Milchersatz. Später 1 kleine Handvoll basische Nüsse (inkl. 3 Mandeln) oder Kerne.
Abends: 3 Vollkornbrötchen mit Butter, vegetabiler Pastete (Olivenpastete), vegetabilem Schmalz und vegetabiler Meerrettichcreme. Garniert mit Möhre, Radieschen, vielen frischen Kräutern (Oregano, Schnittlauch, Petersilie und 2 Salbeiblättern) und Gewürzen (ein bisschen Salz, Pfeffer und Paprika). Dazu 1 Becher Pfefferminztee.

Bei dieser Kombination sollten Sie darauf achten, nicht zu viel von jeder einzelnen Zutat (Schmalz, Butter, Pastete, Meerrettichcreme) zu nehmen, sonst wird der Fettgehalt zu hoch. Tragen Sie alles dünn auf, sonst kann es zu kurzfristigem Durchfall kommen.

Snack: Heute können Sie sich selbst gemachtes Popcorn gönnen. Dafür einfach etwas Sonnenblumenöl in einen hohen Topf geben und den Herd auf höchste Stufe stellen. Sobald das Öl etwas warm ist, die Maiskörner hinzugeben. Wenn Sie mögen, den Mais etwas salzen. Alles im geschlossenen Topf auf dem eingeschalteten Herd stehen lassen, bis die ersten Maiskörner platzen. Dann den Herd ausstellen und den Topf noch kurze Zeit auf der heißen Platte stehen lassen, bis etwa ⅔ der Maiskörner geplatzt sind. Den Topf zwischendurch einige Male schütteln, damit nichts anbrennt. Den Topf vom Herd nehmen und noch etwas warten, damit die restlichen Maiskörner noch zu Popcorn zerplatzen können. Guten Appetit! **Anmerkung:** Den Geschmack von Roter Bete empfand ich schon sehr ungewohnt. Ich kannte die Knollen bisher nur süßsauer eingelegt. Frisch zubereitet erlebt man jedoch den reinen Gemüsegeschmack.

In diesen Tagen hatte ich mächtigen Appetit auf ein Glas frische Milch oder einen leckeren Joghurt. Aber das fand ich immer noch besser, als Heißhunger auf irgendeine Leckerei wie Schokolade und Co. zu haben.

HINWEIS:

Die Erbsen für morgen schon einmal in Wasser legen und einweichen.

6. Woche, 7. Tag

Morgens: Grüner Tee
Fitnessprogramm für Leib und Seele
Körperübung: Die Fünf „Tibeter"
Birne
Vormittags: Apfel (wenn gewünscht)
Weintrauben

Mittags:
Salat: Vom Vortag noch 1 gegarte Rote Bete, klein geschnitten. Mit 1 Handvoll Feldsalat, 1 Zwiebel und leckeren Gewürzen (Pfeffer, Salz, Paprika, Curry) und Distelöl abschmecken. Wirklich köstlich! *Warmes Essen:* Gekochte Erbsen mit Quinoa.

Die am Vortag eingeweichten Erbsen morgens sofort nach dem Aufstehen aufsetzen, 60 bis 80 Minuten kochen lassen und danach etwas salzen. Die Quinoa einfach ungewürzt in Wasser zubereiten. Dieses leckere Gericht eignet sich auch gut für kältere Tage.

Nachmittags: 1 kleine Handvoll basische Nüsse (inkl. 3 Mandeln), Kerne oder Trockenfrüchte und später 1 Banane. Dazu Rooibostee.

Abends: Salat aus geraspelten Möhren mit Schnittlauch und etwas Distelöl. Dazu 2 Brötchen mit Butter und Pfefferminztee.

Anmerkung: Die Rote Bete im Salat schmeckte wunderbar. Was Gewürze ausmachen! Gestern hatten die Knollen einen eigenartigen Geschmack, waren aber wahrscheinlich nur ungewohnt, weil ich sie bislang nur süßsauer gegessen habe. Gut, wenn man lernfähig bleibt!

Meine Arthroseschmerzen hatten sich so verbessert, dass ich schon darüber nachdachte, bald das eine oder andere Sojaprodukt mit in meinen Ernährungsplan aufzunehmen. Ich fühlte mich so leistungsstark wie seit Jahren nicht mehr und verschwendete keinen Gedanken an eine Operation. Einen so schnellen Erfolg hatte ich im Leben nicht erwartet! Ich hatte mich auf 2 lange Jahre eingestellt, vielleicht sogar auf einen noch längeren Zeitraum. Jetzt hoffte ich, dass sich im nächsten Jahr alles wieder so weit normalisieren würde, dass ich auch andere Lebensmittel, die jetzt nicht auf meinem Ernährungsplan stehen, essen könnte. In diesen Tagen wollte ich aber noch ganz streng durchhalten, um meinen bisherigen Erfolg nicht zu gefährden.

HINWEIS:

Die getrockneten Erbsen für morgen schon einmal in Wasser geben und einweichen.

Eine zweite Zwischenbilanz nach 6 Wochen

Es bestand für mich kein Zweifel mehr: DU BIST, WAS DU ISST! Ich fühlte mich ausgezeichnet und war leistungsstärker als zuvor. Der Schmerz am Zeh hatte erstaunlich nachgelassen und meine innere Einstellung zum Essen hatte sich grundlegend verändert. Mein neues Leitmotto „Essen Sie Leben" bedeutete mir sehr viel, auch für die Zukunft. Vieles aus der Konsum- und Fast-Food-Gesellschaft würde ich auch in Zukunft auf ein Minimum reduzieren, und diese Dinge (z. B. Süßigkeiten, Chips & Co., Dosengerichte, Fertiggerichte mit Einheitsgeschmack und Geschmackverstärker) würden Ausnahmen, nicht die Regel sein.

Ganz nebenbei hatte ich mein Traumgewicht von 65 Kilogramm erreicht und 6 Kilogramm an den richtigen Stellen abgenommen. Ich fühlte mich allgemein schmerzfreier und leistungsfähiger. Was für ein Erfolg! Weiter so und nicht nachlassen!

Einer ärztlichen Blutuntersuchung zufolge war alles in Ordnung und meine Werte waren gut. Also sprach alles fürs Weitermachen.

Die Kombination von Ernährung und isometrischen Übungen der Fünf „Tibeter" schienen ideal für mich zu sein.

Motto der 7. Woche:
Jetzt werde ich wählerisch

In dieser Woche lernte ich ganz neue Früchte kennen und achtete beim Einkauf immer mehr auf ausgezeichnete Qualität. Gleichzeitig verfeinerte ich altbewährte Gerichte mit weiteren Gewürzen.

Die Einkaufsliste für die 7. Woche

Kontrollieren Sie erst einmal, welche Vorräte Sie aus der vergangenen Woche übrig haben. Ist noch Gemüse oder Obst vom Vortag da, sollten Sie das selbstverständlich zuerst verbrauchen. Tauschen Sie dann einfach ein Gemüse oder Obst Ihrer Wahl aus.

Haltbare Lebensmittel aus dem Reformhaus oder Bioladen

- Grüner Tee
- Rooibostee
- Öl nach Wahl
- Bio-Gemüsebrühe
- Nüsse, Kerne und Mandeln nach Wahl (basische Nusssorten beachten)
- Rosinen
- Vollkornbrot, Brötchen oder Knäckebrot (für jeden Abend)
- Vegetarische Pasteten
- Vegetarisches Schmalz
- Meerrettichcreme (aus dem Reformhaus)
- Butter
- Frische Kräuterpflanzen (freie Auswahl)
- Stilles, mineralarmes Wasser (calciumarm)
- Zitronensaft oder frische Zitronen
- Braunhirsemehl (aus dem Reformhaus)
- Erbsen zum Selbstkochen (1 Portion)
- Vollkornnudeln (2 Portionen)
- Couscous (1 Portion)
- Linsen zum Selbstkochen (1 Portion)
- Hirse (1 Portion)
- Ungeschälte Sesamkörner für den Salat
- Dinkelkörner
- CereGran®

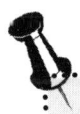

Frisches Gemüse, Obst und Kräuter

• Äpfel	wenn gewünscht, nach täglichem Bedarf
• Nektarinen	3 Portionen
• Tomaten	wenn gewünscht, nach täglichem Bedarf
• Cherrytomaten	2 Portionen
• Ananas	3 Stück
• Feigen	2 Stück
• Italienischer Pflücksalat	2 Portionen
• Frische Ingwerwurzel für frischen Ingwertee	wenn gewünscht, nach täglichem Bedarf
• Bananen	wenn gewünscht, nach täglichem Bedarf
• Paprika	wenn gewünscht, nach täglichem Bedarf
• Schlangengurke	wenn gewünscht, nach täglichem Bedarf
• Birne	5 Portionen
• Radieschen	wenn gewünscht, nach täglichem Bedarf
• Weintrauben	1 Portion
• Avocado	1 Stück
• Speisekürbis	1 Stück (2 Portionen)
• Mango	1 Stück
• Chinakohl	2 Portionen
• Himbeeren	1 Portion
• Spitzkohl	1 Portion
• Weißkohl oder Ur-Weißkohl/Jaroma	2 Portionen
• Lauchzwiebeln	1 Portion
• Blattspinat	1 Portion
• Zucchini	1 Portion
• Champignons	3 Portionen
• Austernpilze	1 Portion
• Zwiebeln	wenn gewünscht, nach täglichem Bedarf
• Möhren/Bundmöhren	wenn gewünscht, nach täglichem Bedarf
• Kartoffeln	2 Portionen
• Orangen	1 Portion
• Porree	1 Portion

7. Woche, 1. Tag

Morgens: Grüner Tee
Fitnessprogramm für Leib und Seele
Körperübung: Die Fünf „Tibeter"
Weintrauben
Vormittags: Apfel (wenn gewünscht), später Orangen
Mittags:
Salat: Geraspelter Möhrensalat mit ½ Zwiebel und 1 Salbeiblatt. Für die Sauce können Sie einige Teelöffel von der Erbsensuppenbrühe nehmen, was einen sehr eigenen, aber auch sehr leckeren Geschmack ergibt. Später dann 2 Esslöffel Braunhirsemehl.
Warmes Essen: Erbsensuppe, selbst gekocht. Die eingeweichten Erbsen direkt morgens 60 Minuten kochen. Dann die klein geschnittenen Kartoffeln (Menge nach persönlichem Belieben) und 2 kleine Stangen Porree (in Scheiben geschnitten) dazugeben. Das Ganze noch 30 Minuten garen und mit Salz und Pfeffer abschmecken.
Nachmittags: 2 Esslöffel CereGran® und 3 Esslöffel Braunhirsemehl sowie 1 zerdrückte Banane. Das Ganze in Wasser eingeweicht. Dazu 1 Tasse Kräutertee. Später noch 1 Glas Wasser.
Abends: 2 Scheiben Vollkornbrot, 2 Scheiben Vollkornschwarzbrot. Mit selbst gemachtem Avocadoaufstrich. Mit frischen Kräutern (Schnittlauch und Petersilie) garnieren. Dazu Pfefferminztee.
Anmerkung: Nach dem Verzehr von Roter Bete kann der Urin vorübergehend leicht rot gefärbt sein, also keine Sorge.

Die Fünf „Tibeter" fielen mir vor einigen Tagen unheimlich schwer, doch mittlerweile klappte alles wieder viel besser. Ich hatte mich noch einmal beobachtet und festgestellt, dass der große Ehrgeiz erneut die Oberhand gewonnen hatte. Und mit ihm die verkrampfte, eiserne Einstellung und Atmung. Seitdem ich langsamer machte, auf die Aus- und Einatemphasen achtete und darauf, dass sich mein Körper nach der Anspannung wieder gut entspannte, gelangen die Wiederholungen leichter.

7. Woche, 2. Tag

Morgens: Grüner Tee
Fitnessprogramm für Leib und Seele
Körperübung: Die Fünf „Tibeter"
Mango
Vormittags: Apfel (wenn gewünscht)
Birne
Mittags: 20-Minuten-Turbogericht
Salat: Chinakohl mit vielen frischen Kräutern und einer leckeren Sauce. Später 2 Esslöffel Braunhirsemehl.
Warmes Essen: Geschmorter Kürbis mit Couscous, gerösteten Kürbiskernen und Austernpilzen.
Dazu den Kürbis zerteilen, Kerne und Faserschicht entfernen. Von den Kernen eine kleine Portion kurz in einer Pfanne mit Olivenöl rösten. Das Kürbisfleisch in der Zwischenzeit würfeln, in Öl (z. B. Olivenöl) anschmoren und mit ein bisschen Wasser ablöschen. Die Austernpilze wie gewohnt mit Salz, Pfeffer und Paprika würzen und dann kurz in Öl anbraten. Couscous mit heißem Wasser übergießen und 10 Minuten quellen lassen. Das hört sich alles nach viel Arbeit an, ist aber eine reine Frage der Organisation. Und mittlerweile sind wir doch alle gut im Organisieren, oder?
Nachmittags: 1 Banane und später 1 kleine Handvoll basische Nüsse (inkl. 3 Mandeln), Kerne oder Trockenfrüchte.
Abends: 3 Vollkornbrötchen, einfach nur mit Butter und mit Schmalz bestrichen, zugeklappt und fertig. Außerdem etwas Salat vom Mittagessen. Dazu Pfefferminztee.
Anmerkung: Wenn man weiß, dass der nächste Tag anstrengend ist, sollte man sich seinen Speiseplan schon am Tag vorher ausarbeiten. So kann man die Töpfe und Zutaten bereitstellen und alles geht schneller.

Bei einem Arztbesuch stellte sich heraus, dass alles so weit in Ordnung war. Der Arzt war schon sehr erstaunt über das schnelle

Nachlassen des Schmerzes, hielt es aber für durchaus denkbar. Eine erneute Röntgenaufnahme würde mir zwar zeigen, dass die Arthrose noch vorhanden sei (so schnell könne sich das nicht regenerieren), aber die entzündlichen, schmerzhaften Stoffe hätten sich so weit reduziert, dass der Schmerz erheblich zurückgegangen sei. Zur Ergänzung hatte mir mein Arzt ein Schüßler-Salz empfohlen.

7. Woche, 3. Tag

Morgens: Grüner Tee
Fitnessprogramm für Leib und Seele
Körperübung: Die Fünf „Tibeter"
Nektarine
Vormittags: Apfel (wenn gewünscht)
Birne
Mittags: 20-Minuten-Turboessen
Salat: Ur-Weißkohl mit frischen Kräutern und 1 Tomate.
Warmes Essen: Kürbis mit Champignons und Vollkornnudeln. Leicht anschmoren, Wasser dazugeben und dünsten. Die Nudeln sind innerhalb von 7 Minuten fertig und sehr lecker.
Nachmittags: 1 Banane und später 1 kleine Handvoll basische Nüsse (inkl. 3 Mandeln), Kerne oder Trockenfrüchte.
Abends: 2 Scheiben Brot, 1 Vollkornbrötchen. Belegt mit Meerrettichcreme, Kräuterschmalz, Olivenpastete und Butter, garniert mit Gurkenscheiben und Möhrenstreifen. Dazu 1 Tasse Rooibostee.
Anmerkung: Auch wenn ich viel unterwegs war, klappte es mit dem Essen dank der schnellen Zubereitung doch prima. Gerade morgens fand ich es sehr praktisch, das Obst lediglich in Frischhaltedosen zu verteilen und so für den Vormittag versorgt zu sein. Eine Flasche Wasser dazu und evtl. noch eine Thermoskanne Tee, dann hat man alles, was man braucht. Das ausgedehnte Frühstück von früher wurde in etwas abgewandelter Form auf den Abend verlegt. Das ist wirklich nur Gewohnheit. „Frühstücke wie ein Kaiser" heißt es, und dem-

entsprechend fiel mein Frühstück sonst immer sehr üppig aus. Es war aber nicht das Richtige für mich. Das Obst vertrage ich definitiv besser! Es gibt mir Energie und Kraft für die anstehenden Arbeiten des Tages. So hat der Körper auch viel Zeit für den morgendlichen Ausscheidungsprozess und wird während dieser Zeit nicht mit einer weiteren schweren Mahlzeit belastet.

7. Woche, 4. Tag

Morgens: Grüner Tee
Fitnessprogramm für Leib und Seele
Körperübung: Die Fünf „Tibeter"
Himbeeren
Vormittags: Apfel (wenn gewünscht)
Birne
Mittags:
Salat: Ur-Weißkohl mit ½ Zwiebel und frischen Kräutern. Später 2 Esslöffel Braunhirsemehl.
Warmes Essen: Pellkartoffeln. Gemüse: 3 Champignons, 1 Zucchini, 3 kleine Cherrytomaten, kurz angebraten und dann in Gemüsebrühe gedünstet.
Nachmittags: 1 Banane und später 1 kleine Handvoll basische Nüsse (inkl. 3 Mandeln), Kerne oder Trockenfrüchte.
Abends: 1 Brötchen und 1 Scheibe Brot mit Butter, dazu Radieschen und Schnittlauch.
Anmerkung: Ab und an verspürte ich Verlangen nach einem Glas Milch. Auch als ich erkältet war und mir Ingwertee machte, las ich, dass der Ingwer besser vom Körper aufgenommen werden könne, wenn dem Tee ein Schluck Milch hinzugefügt würde. Doch mittlerweile hatte ich eingesehen, dass Milch für erwachsene Menschen nicht wirklich gesund ist und neben den gesundheitlichen Konsequenzen auch zahlreiche ökologische und vor allem tierrechtliche Probleme mit sich bringt.

7. Woche, 5. Tag

Morgens: Grüner Tee
Fitnessprogramm für Leib und Seele
Körperübung: Die Fünf „Tibeter"
Ananas
Vormittags: Apfel (wenn gewünscht), später 1 Nektarine
Mittags:
Salat: Chinakohl mit Kräutern und geröstetem, ungeschältem Sesam
Um Sesam zu rösten, Öl (ich habe Olivenöl genommen) in einer Pfanne erhitzen und die Sesamkörner hinzufügen. Schnell den Deckel auf die Pfanne legen, es spritzt. Den Herd ausschalten und noch einige Minuten warten. Schon sind sie fertig. Die Sesamkörner sofort aus der Pfanne nehmen, da sie schnell zu braun werden. In die Salatsauce aus Wasser und Gewürzen geben und die Sauce mit 1 Schuss Zitronensaft verfeinern.

Warmes Essen: Weißkohl (hier kann man zur Abwechslung auch auf sogenannten Ur-Weißkohl oder Jaroma-Kohl zurückgreifen) mit Linsen und Hirse.

Die Linsen mit 2 Stangen Lauchzwiebeln kochen, die Hirse in einem separaten Topf laut Packungsanleitung zubereiten. Den Weißkohl in kleine Stücke schneiden und kurz in Öl anbraten. Später mit den Linsen und der Gemüsebrühe abschmecken. Nach Belieben mit Gewürzen verfeinern und die Hirse unterheben.

Nachmittags: 1 Banane, später 1 kleine Handvoll basische Nüsse (inkl. 3 Mandeln), Kerne oder Trockenfrüchte.

Abends: 2 Scheiben Brot und 1 Brötchen, mit Butter und vegetabilem Schmalz. Dazu kleine Tomaten und Möhrenstreifen, mit einigen Kräutern (Salbei, Oregano und Petersilie) garniert.

Anmerkung: Seit einiger Zeit gebe ich die Gewürze nicht mehr präzise an. Das liegt daran, dass ich Ihren persönlichen Geschmack gern fördern möchte. Ich habe wieder etwas mehr Salz verwendet. Meiner Meinung nach ist inzwischen genügend Zeit vergangen, um vom

„übersalzenen" Geschmack wegzukommen. Bestimmt haben manche Leser, die ihren Salzverzehr nicht so drastisch reduzieren brauchten wie ich zu Beginn, ohnehin die ganze Zeit über normal gesalzen. Außerdem habe ich wenig neue Gewürze ausprobiert. Curry, Paprika und Pfeffer sind immer noch meine Favoriten.

7. Woche, 6. Tag

Morgens: Grüner Tee
Fitnessprogramm für Leib und Seele
Körperübung: Die Fünf „Tibeter"
Ananas
Vormittags: Birne
2 frische Feigen
Mittags:
Salat: Italienischer Pflücksalat mit 2 Cherrytomaten und ½ Zwiebel. Später 2 Esslöffel Braunhirsemehl.
Warmes Essen: Frischer Blattspinat mit Champignons, dazu Dinkel. Den Blattspinat nach dem Verlesen und Waschen im Wok garen. Zum Schluss die 4 Champignons dazugeben und garen lassen, und den Dinkel laut Packungsanleitung kochen. Statt Salz kann man auch 1 Teelöffel Gemüsebrühe nehmen, um das Kochwasser für den Dinkel zu würzen.

Falls die Mahlzeit nicht sättigend genug ist, zum Abschluss 1 Tasse schwarzen Tee mit Zitrone sowie 1 Tasse grünen Tee trinken. Das stillt das letzte Hungergefühl.
Nachmittags: 1 zerdrückte Banane mit 3 Esslöffeln Braunhirsemehl, später 1 kleine Handvoll basische Nüsse (inkl. 3 Mandeln), Kerne oder Trockenfrüchte.
Abends: Leckeres Vollkorndinkelbrot. Mit Champagner-Trüffel-Pastete und vielen leckeren frischen Kräutern.
Anmerkung: Ein strammer Spaziergang von 20 Minuten tat mir richtig gut. Vor 2 Monaten war ich dazu wegen der Schmerzen im

Fuß nicht mehr fähig. Jetzt ging es viel besser, und ich habe eher die anderen Gelenke und Muskeln meines Körpers gespürt als den von Arthrose betroffenen Fuß. Mein Plan war, demnächst auch regelmäßig zu schwimmen. Und welchen Sport machen Sie zusätzlich? Im Reformhaus habe ich mich noch einmal über pflanzliches und tierisches Eiweiß informiert. Schon jetzt freue ich mich darauf, Sojaprodukte in die Ernährung miteinzubeziehen. Mir wurde allerdings wegen der Säurebildung empfohlen, nicht abends damit zu starten. Also musste ich noch länger auf einen leckeren alternativen Brotaufstrich warten. Aber das war schon alles in Ordnung. Was sein muss, muss sein.

Bei einer kleinen Erkältung mit Husten haben sich Spitzwegerich, Ingwertee und Mineralsalze gut bewährt und schnell geholfen. Auch das ist eine tolle Erfahrung: Früher habe ich mich länger mit einer Erkältung herumgeplagt.

7. Woche, 7. Tag

Morgens: Grüner Tee
Fitnessprogramm für Leib und Seele
Körperübung: Die Fünf „Tibeter"
(1 Becher Spitzwegerichtee, 1 Becher frischer Ingwertee)
1 Birne
Vormittags: 1 Nektarine
1 frische Ananas (wahnsinnig lecker und süß)
Mittags:
Salat: Italienischer Pflücksalat mit Paprikastreifen, 1 Esslöffel Sesamkörnern und frischen Kräutern. Die Sauce habe ich mit dem Saft aus 1 frisch gepressten Zitrone und etwas Wasser angerührt.
Warmes Essen: Spitzkohl mit Vollkornnudeln. Spitzkohl in Gemüsebrühe gedünstet. Vollkornnudeln nach Packungsanleitung gekocht.
Nachmittags: 1 kleine Handvoll basische Nüsse (inkl. 3 Mandeln), Kerne oder Trockenfrüchte, später 1 Banane sowie Wasser.

Abends: 3 Scheiben Dinkel-Vollkornknäckebrot und 2 Scheiben Dinkelvollkornbrot. Mit Butter, Schmalz und Pastete. Dazu Radieschen und Schlangengurke. Zum Abschluss noch 1 Becher frischen Ingwertee. Diese angenehme Schärfe tut sehr gut.

Snack: Möhrenstreifen und Radieschen. Bundmöhren haben einen ganz leckeren Eigengeschmack, sollten also nicht in der Speiseliste fehlen.

Anmerkung: Ich probierte morgens einige Tee-Variationen aus. Den grünen Tee trank ich aber immer zuerst. Welcher Tee könnte Ihnen heute besonders gut schmecken?

Nun begann die letzte Woche meiner Aufzeichnungen. Eine wirklich umwälzende Ernährungsumstellung lag hinter mir. Ich Ihnen sehr, dass Sie genauso positive Erfahrungen machen wie ich und ebenfalls in eine schmerzfreie Zukunft blicken.

BESONDERER HINWEIS

Die folgende Wochenaufzeichnung nenne ich nicht die 8. Woche, sondern die 7 + 1. Woche. Denn hier gab es einige Ausnahmen, die Sie nur machen sollten, wenn Sie denselben Erfolg spüren wie ich. Sozusagen als Belohnung. Dabei erlaubte ich mir nur am Nachmittag bzw. Abend Ausnahmen, der Ablauf bis zum Mittag blieb unverändert: grüner Tee am Morgen und Obst auf nüchternen Magen.

Wären hier wieder vermehrt Schmerzen aufgetreten, wäre ich umgehend zu der strengen Ernährungsweise der ersten 7 Wochen zurückgekehrt, bei der ich keinerlei Ausnahmen beim Essen oder Trinken gemacht hatte. Ich weiß ja jetzt, wie es geht.

Motto der 7 + 1. Woche:
Der Grundstein für den Erfolg ist gelegt

Jetzt hieß es, auch in Zukunft einen klaren Kopf zu bewahren und möglichst keine Rückschritte zu machen. 7 Wochen liegen hinter Ihnen und die Grundstruktur dieser Ernährungsform sind zur Routine geworden. Bleiben Sie weiterhin bewusst, ernähren Sie sich gesund, aber erlauben Sie sich auch ab und zu eine Ausnahme, wenn Ihr körperlicher Zustand dies zulässt. Ein mittlerer Weg ist immer besser als ein Extrem. Einkaufsliste finden Sie hier keine mehr, Sie wissen ja jetzt schon Bescheid und können selbst variieren ...

7 + 1. Woche, 1. Tag

Morgens: Grüner Tee
Fitnessprogramm für Leib und Seele
Körperübung: Die Fünf „Tibeter"
Birne
Vormittags: Apfel (wenn gewünscht), später 1 Nektarine
Mittags: 20-Minuten-Turbogericht
Salat: Paprika, Schlangengurke, Radieschen, ½ Zwiebel. Die Sauce mit 1 Esslöffel Leinsamenkörner abgeschmeckt.
Warmes Essen: Quinoa, nach Packungsanleitung zubereitet. Dazu Gemüse: Zucchini, Lauchzwiebeln und Tomaten, alles in Gemüsebrühe gedünstet. Später eventuell noch mit etwas Salz oder Pfeffer nachwürzen. Dazu gab es für mich 3 kleine Soja-Rostbratwürstchen aus dem Reformhaus, die einfach köstlich schmeckten. Kein Wunder, ich hatte ja seit fast 2 Monaten kein Fleisch oder Ähnliches gegessen. Wie genügsam man werden kann ... Und ich lernte das Wenige zu genießen!
Nachmittags: Die Banane, wie immer, wenn diese mit CereGran® und Braunhirsemehl gegessen werden soll, nicht in Scheiben schnei-

den, sondern mit einer Gabel zerdrücken. So bekommt das Wasser einen angenehmen Geschmack. Mein Bananenbrei-Müsli bestand aus 2 Esslöffeln CereGran®, 1 Esslöffel Braunhirsemehl, 1 zerdrückten Banane und ein paar Rosinen. Später gab es 3 Mandeln und 1 Tasse basischen Tee. Das rundet das Ganze ab. So kann man es gut bis zum Abendbrot aushalten.

Abends: Knäckebrot und Vollkornbrot mit Butter oder Pastete. Dazu noch den Salat von heute Mittag und 1 Tasse Pfefferminztee.

Snack: 1 Banane und einige selbst geknackte Erdnüsse. Dazu 1 Glas Rotwein, dessen Inhaltsstoffe in Maßen genossen zur Stabilisierung der Gefäßwände dienen.

Anmerkung:

Mittlerweile hatte ich eine gute Beweglichkeit und Kraft im Fuß, wog 64 Kilogramm (-7 Kilogramm) und fühlte mich gut. Aber ich wollte nicht mehr weiter abnehmen, um meine körperliche Kraft nicht zu verlieren. Die eiweiß- und säurefreie vegetarische Küche ist zwar leicht umzusetzen und macht leistungsfähiger, doch ich wollte in Zukunft nicht ohne Not ganz auf Milch, Joghurt, Wurst, Fleisch und Co. verzichten.

Es erstaunte mich, wie gut die Zubereitung des Essens klappte – selbst das Essen für meine Familie, das ich Tag für Tag extra kochte, bekam ich zeitlich prima hin. Wenn möglich nutzte ich natürlich einige Zutaten für mich und für das Essen meiner Familie, doch das klappte nicht immer.

7 + 1. Woche, 2. Tag

Morgens: Grüner Tee
Fitnessprogramm für Leib und Seele
Körperübung: Die Fünf „Tibeter"
Weintrauben
Vormittags: 2 Mandarinen
Erdbeeren

Mittags: 20-Minuten-Turbogericht
Salat: Gurkensalat mit Tomate und vielen frischen Kräutern.
Warmes Essen: Pellkartoffeln mit Rosenkohl. Heute musste es schnell gehen. Deshalb hatte ich die Kartoffeln und den Rosenkohl schon morgens ganz früh in den Töpfen vorbereitet, sodass ich nur noch den Herd anstellen musste.

Nachmittags: Noch einmal das Gleiche wie gestern Nachmittag: Müsli mit Wasser.

Abends: Ausnahmsweise kein Brot, sondern gebratene Nudeln. Dazu gibt es 1 Glas Rotwein.

Snack: 1 frische Kohlrabi, in Streifen geschnitten, sowie 1 Stück Schlangengurke und 1 Banane.

Anmerkung: Ich las ausgiebiger in *Fit fürs Leben* von Harvey Diamond. Was darin steht, stimmt schon. Besonders beeindruckt hat mich der Abschnitt über das „Wunderwerk Mensch" ganz zu Beginn des Buches. Welche Höchstleistungen und Präzision muss der Körper Tag für Tag, Stunde für Stunde, Minute für Minute und Sekunde für Sekunde vollbringen, um den Menschen gesund zu erhalten! Das Herz hört nie auf zu schlagen, Tag und Nacht ist es im Einsatz. Da ist es doch geradezu unsere Pflicht, unseren Körper mit guten Nahrungsmitteln zu versorgen, und zwar in der Zusammenstellung, wie er es braucht. Und Bewegung und geistige Nahrung sollten genauso selbstverständlich sein.

Bei jeder vom Menschen erbauten Maschine halten wir uns an die Gebrauchsanleitung. Warum gehen wir mit uns oft so gleichgültig und oberflächlich um, solange alles funktioniert? Ist das die Schattenseite der Wohlstands- und Konsumgesellschaft? Weil wir uns vor lauter Angeboten nicht mehr entscheiden können und unseren Instinkt und den gesunden Menschenverstand schon fast verloren haben? Lesen Sie das Buch einmal selbst und bilden Sie sich Ihre Meinung.

7 + 1. Woche, 3. Tag

Tempora mutantur, et nos mutamur in illlis.
(Die Zeiten ändern sich und wir ändern uns mit ihnen.)

Morgens: Grüner Tee
Fitnessprogramm für Leib und Seele
Körperübung: Die Fünf „Tibeter"
Pflaumen
Vormittags: Apfel (wenn gewünscht)
2 Mandarinen
Mittags:
Salat: Grüner Kopfsalat mit ½ Paprika. An die übliche Salatsauce habe ich heute 1 Spritzer pflanzliche Flüssigwürze ohne Hefeextrakt gegeben. Danach natürlich 2 Esslöffel Braunhirsemehl.
Warmes Essen: Eintopf aus 3 großen Kartoffeln, 2 großen Stücken Blumenkohl und 10 Rosenkohlröschen. Dazu gebratene Austernpilze.

Zuerst die Kartoffeln klein schneiden und in etwa 1 Liter Wasser kochen, danach das restliche zerkleinerte Gemüse dazugeben und garen lassen. Mit Oregano, Pfeffer, etwas Salz, Zitronengras und Chili würzen sowie 1 Esslöffel getrocknetes Suppengemüse hinzufügen. Zum Schluss alles ein wenig, aber nicht zu fein mit einem Stampfer zerdrücken. Die Austernpilze wie gewohnt anbraten. 20 bis 30 Minuten später habe ich 1 Tasse schwarzen Tee mit dem Saft 1 frisch gepressten Zitrone getrunken. Dazu gab es als besondere Ausnahme eine Süßigkeit: ein Lakritz, mein absoluter Favorit vor meiner Ernährungsumstellung. Man muss sich ja auch selbst belohnen. Aber mit den Ausnahmen war heute noch nicht Schluss.
Nachmittags: Ich hatte auf dem Markt in der Stadt 12 heiße Maronen gekauft. Die waren köstlich! Außerdem habe ich 1 gebrannte Mandel gegessen und auch am Eis meiner Tochter genascht. Das waren heute viele Ausnahmen. Doch wenn man einen langen Weg vor sich hat,

tut man gut daran, sich auch einmal so einen Tag zu gönnen. Vielleicht entscheiden Sie sich dafür, besser nur das gewohnte Nachmittagsmenü mit Müsli und Co. zu essen. Das müssen und sollen SIE ganz allein entscheiden, es ist Ihr Körper! Es kommt auf die Kontinuität in den nächsten Monaten und vielleicht Jahren an. Das muss man realistisch angehen. Der Erfolg soll anhalten. Für mich waren diese Ausnahmen nach 7 Wochen konsequenten Durchhaltens einfach nötig. Früher hätte ich mir ein großes Eis mit Schokolade gekauft und allein eine Tüte Lakritz und 1 Tüte gebrannte Mandeln aufgegessen. Also stimmte die Relation. Und meine Seele machte Freudensprünge.

Abends: Zum Abendbrot habe ich mir von dem Eintopf vom Mittag noch eine Suppe gemacht. Dazu habe ich den Eintopf fein püriert und mit ½ Liter Wasser und ½ Teelöffel Gemüsebrühe verfeinert. Fertig war die leckere, würzig scharfe Gemüsesuppe. Dazu gab es 2 Vollkornbrötchen mit Butter. Gerade in der kälteren Jahreszeit ist es so angenehm, etwas Warmes zu essen.

Snack: 1 Glas Rotwein, Wasser nach Belieben sowie heißes Wasser.

Anmerkung: Die Nudeln von gestern Abend waren mir gut bekommen, genau wie der Snack. Anschließend hatte ich immer noch Appetit auf etwas Obst. Diese Lust war mir auch in all den Wochen nicht vergangen. Ich esse einfach gern viele kleine Mahlzeiten. Ich verkniff mir das aber, weil ich weiß, dass man Obst nur auf nüchternen Magen essen sollte. Aber ist es nicht interessant, welcher Art „Versuchung" ich inzwischen unterlag?

7 + 1. Woche, 4. Tag

Morgens: Grüner Tee
Fitnessprogramm für Leib und Seele
Körperübung: Die Fünf „Tibeter"
Ananas
Vormittags: Apfel (wenn gewünscht)
Birne

Mittags:

Salat: Grüner Salat mit kleinen Gurkenscheiben (mit einem Schälmesser fein geschnitten) sowie Leinsamen und 2 Esslöffeln Hirse. Die Sauce mit Olivenöl und leckeren Gewürzen angemacht. Erlaubt ist, was schmeckt, egal was Gourmetköche dazu sagen. Heute habe ich mich beim Salat wieder für die bewährten Zutaten wie ein wenig Salz, Pfeffer, Curry und Paprika entschieden. Dazu einige frische Gartenkräuter.

Warmes Essen: Wirsing mit Linsen. Den Wirsing mit etwas Wasser und Gewürzen (Kerbel, Salz, Pfeffer, Muskatnuss) sowie Olivenöl garen und die Linsen nach Packungsanleitung in Gemüsebrühe kochen und danach mit Kurkuma verfeinern.

Nachmittags: Wegen einer Geburtstagsfeier in der Familie musste eine Ausnahme gestattet sein, nach so vielen sichtbaren Erfolgen. Also hatte ich mir ½ Stück Geburtstags-Schokoladensahnetorte gegönnt, dazu 1 Tasse Kaffee und die üblichen Nüsse und Rosinen. Wie mich das gesättigt hat! In den letzten 7 Wochen hatte ich einiges dazugelernt. Früher hätte ich bestimmt 2 ganze Stücke Torte und noch weitere Süßigkeiten verdrückt, da hatte ich heute gut maßgehalten.

Abends: Geburtstagsessen: frischer Mais von Maiskolben mit 3 Kroketten.

Snack: 1 Kohlrabi, 1 Banane und Wasser sowie 1 Glas Sekt.

Anmerkung: Natürlich habe ich mich gefragt, ob ich diese Ausnahmen hier überhaupt aufschreiben soll. Aber mein Erfahrungsbericht soll ehrlich sein, mit allen menschlichen Stärken und Schwächen. Und jeder verbindet mit Essen auch eine gewisse Lebensqualität.

Die sieben Wochen strikter Zucker- und Eiweißverzicht hatten sich gelohnt, wie ich finde, waren aber auch von harter Disziplin bestimmt gewesen. Nicht einmal einen Löffel hatte ich abgeleckt, um die Speisen für meine Familie zu probieren! Ich war wirklich sehr konsequent. Und das hatte zu einer so deutlichen, drastischen Schmerzreduzierung geführt, dass ich jetzt auf meinen gesamten Körper hören wollte. Bisher war alles gut gelaufen. Ich hielt weiter den Ablauf am Morgen und am Vormittag rigoros ein, damit mein

Körper die guten Inhaltsstoffe aus dem Obst sowie aus dem Salat gut verarbeiten konnte.

Doch bei Feiern wollte ich nicht immer außen vor stehen, das demotiviert und ist unrealistisch. Mit meiner Entscheidung, alles in Maßen zuzulassen, hatte ich für mich eine gute Lösung gefunden. Mich sättigte jedoch diese Nahrung bei Weitem nicht so wie meine neue, wie zum Beispiel das Vollkornbrot am Abend. Und doch tat es auch gut, einmal etwas anderes zu essen und wieder vergleichen zu können. Danach griff ich gern wieder auf die neue Nahrung zurück.

Aber die Schokoladensahnetorte! Ich kann mich nicht erinnern, in den letzten Jahren ein Stück Torte so bewusst gegessen zu haben. Ich aß wirklich wieder viel bewusster! Das war eine der großartigen Nebeneffekte dieser Ernährungsumstellung! Ein Freudenfest für den Gaumen und für die Sinne.

Ich freute mich schon auf den nächsten Ausnahmetag, sofern es mein Gesundheitszustand erlaubte. Und wenn er es nicht erlauben würde, müsste ich das auch akzeptieren. Wie meine Aufzeichnungen zeigen, bin ich ursprünglich von 2 Jahren Durchhalten ausgegangen. Dass sich alles so schnell wendete, hätte ich niemals für möglich gehalten. Und dafür bin ich unendlich dankbar! Ich wünsche jedem Leser sehr, dass er das Gleiche bei sich erfahren darf. Es ist wie so oft im Leben: Gibt man etwas auf, bekommt man es oft schneller als gedacht von selbst. Hält man jedoch krampfhaft daran fest, verliert man manchmal alles.

7 + 1. Woche, 5. Tag

Morgens: Grüner Tee
Fitnessprogramm für Leib und Seele
Körperübung: Die Fünf „Tibeter"
Ananas
Vormittags: Apfel (wenn gewünscht)
Birne

135

Mittags:
Salat: Blattsalat mit Gurkenscheiben und geröstetem Sesam. Sauce mit Gewürzen, frischen Kräutern (Oregano, Schnittlauch und Petersilie) und Olivenöl.
Warmes Essen: Wirsing, Mais und Linsen vom Vortag mit Vollkornnudeln.
Nachmittags: 1 kleine Handvoll basische Nüsse (inkl. 3 Mandeln), Kerne oder Trockenfrüchte sowie Wasser.
Abends: Vollkornbrötchen mit viel frischem Salat und einigen Fleischstücken (Huhn).
Snack: 1 Glas Rotwein.
Anmerkung: In Zukunft werde ich mir wohl einen Ausnahmetag in der Woche gönnen. Dann behalte ich besser den Überblick. Ich war schon verblüfft, in den Unterlagen zu lesen, heute bereits den dritten Tag Ausnahmen zugelassen zu haben. Das kam mir gar nicht so vor. Ich dachte, es seien nur zwei Tage gewesen. Aber so kann man sich irren, und so schleicht sich die eine oder andere falsche Ernährungsweise wieder ein. Dann wundert man sich, warum der Erfolg ausbleibt. Also, in Zukunft besser aufpassen! Wenn ich mich weiterhin körperlich fühle wie jetzt, bin ich sehr zufrieden. Steigerungen im Wohlbefinden sind ja immer möglich und erstrebenswert.

7 + 1. Woche, 6. Tag

Morgens: Grüner Tee
Fitnessprogramm für Leib und Seele
Körperübung: Die Fünf „Tibeter"
Orangen
Vormittags: Apfel (wenn gewünscht)
Birnen
Mittags:
Salat: Eisbergsalat mit Tomaten.
Warmes Essen: Vollkornnudeln mit Blumenkohl.

Nachmittags: 1 kleine Handvoll basische Nüsse (inkl. 3 Mandeln), Kerne oder Trockenfrüchte und später 1 Banane.

Abends: 1 Vollkornbrötchen mit Butter, 3 Scheiben Vollkornknäckebrot mit vegetarischer Pastete, dazu Tomaten.

Anmerkung: Ich würde die ganze Ernährungsumstellung in zwei Stufen einteilen. Im ersten Schritt lässt man alle Lebensmittel weg, die schaden und den Eiweiß- und Säureabbau im Körper behindern. Auf diese Weise erfährt man sehr gut, was einem bekommt und was nicht. Als zweiten Schritt bezieht man langsam die anderen Lebensmittel mit in die Ernährung ein, die ich in zwei Kategorien unterteile: maximal einmal wöchentlich alle zuckerhaltigen Speisen und Getränke (Eis, Süßigkeiten, Knabbersachen etc.) und ein- bis zweimal pro Woche Fleisch, Milch, Eiweiß, Sojaprodukte, Käse und Milchprodukte. Das kann man sich als neue Lebensregel für die Zeit nach der erfolgreichen Umstellung gut merken. Hat man das festgelegt, kann man seine Ausnahmetage sehr flexibel gestalten und braucht bei Feiern oder Festlichkeiten nicht außen vor zu stehen.

7 + 1. Woche, 7. Tag

Morgens: Grüner Tee
Fitnessprogramm für Leib und Seele
Körperübung: Die Fünf „Tibeter"
Orangen
Vormittags: Apfel (wenn gewünscht)
Birnen
Mittags: Heute kann die Obstphase auch in den Mittag hinein ausgedehnt werden. 2 Bananen bildeten den Abschluss.
Nachmittags: 1 kleine Handvoll basische Nüsse (inkl. 3 Mandeln), Kerne oder Trockenfrüchte.
Abends: Couscous mit Pfifferlingen.
Anmerkung: Heute habe ich meine Blutergebnisse vom Arzt bekommen. Alles ist bestens. Er erklärte mir, die Eisenwerte seien normal,

lägen aber im unteren Grenzbereich. Aber das war auch schon alles. Für alle, die ganz bei der eiweiß- und säurefreien vegetarischen Kost bleiben wollen, kennt der Vegetarierbund Deutschland sicher schmackhafte Alternativen – ich allerdings möchte nicht vollkommen darauf verzichten, auch einmal Fleisch, Wurst, Käse, Milch oder Joghurt zu essen. Aber das muss jeder für sich entscheiden, dabei seinen Gesundheitszustand und sein Wohlbefinden im Auge behalten.

Ein Fazit nach 8 Wochen

Nach 8 Wochen war für mich inzwischen alles so normal geworden wie meine frühere Ernährung, die ich zum Teil für meine Familie beibehalten hatte. Sie hat allerdings auch von meinen Erfahrungen gelernt und einiges übernommen.

Der Anfang der Ernährungsumstellung war schwer, doch im Rückblick war ich stolz und motiviert für die Zukunft. Die 8 Wochen hatten so viel Kreativität in mir freigesetzt, dass ich die Zukunft leicht gestalten können werde. Und Fantasie ist ja der beste Koch.

Der Anfang ist gemacht, nun kann jeder selbst den Weg gehen. Die Richtung und Maßstäbe für die Zukunft sind auch beschrieben, und damit kann jeder seinen individuellen Plan erstellen und durchhalten. In diesem Sinne hoffe ich, Ihnen mit meinen Aufzeichnungen einen guten Anfang zu ermöglichen.

Gerade die letzte Woche war mir in dieser Beziehung wichtig. Hier wollte ich einerseits den strengen Plan deutlich machen, andererseits die Schwierigkeiten zeigen, die sich ergeben, wenn man langsam anfängt, sich Ausnahmen zu gestatten. Die alten Essgewohnheiten sollen ja der Vergangenheit angehören!

Nach der grundsätzlichen Umstellungsphase, die schon einige Wochen dauern sollte, können dann ein- oder zweimal pro Woche mittags die einen oder anderen Sojaprodukte hinzugenommen werden, vielleicht auch einmal ein kleines Glas Milch oder ein Stückchen Fisch, Fleisch oder Wurst. Meiner Meinung nach können alle Lebensmittel auf dem Speiseplan stehen, wenn sie in Maßen verzehrt werden. Bei Knabbereien und Süßigkeiten jeglicher Art sollte man allerdings vorsichtig sein. Raffinierter Zucker bleibt ebenfalls tabu.

Sollten Ihre Schmerzen noch nicht wesentlich zurückgegangen sein, empfiehlt es sich, die strengen Vorgaben der ersten Wochen konsequent weiterzuverfolgen. Man muss den Erfolg spüren – selbst in noch so kleinen Schritten –, sonst verliert man den Mut und die Kraft, die neue Ernährungsweise durchzustehen und sich zu eigen zu machen. Zu groß sind die Versuchungen der Werbung und des Handels, und oft zu klein das Verständnis und die Unterstützung von Bekannten und Freunden. Mit Gelenkschmerzen verhält es sich nicht wie bei Allergien, wo meist unmittelbar nach dem Genuss „verbotener Lebensmittel" die Konsequenzen offen zutage treten.

Das neue Lebensmotto: Jetzt kenne ich mich mit gesunder Ernährung aus

Ein neues Lebensgefühl hatte bei mir Einzug gehalten, welches ich auch in Zukunft nicht verlieren wollte. Weiterhin gehe ich mit Fantasie und Kreativität an meine Ernährung heran.

Die Zeit danach ...

Rückblickend war es in den ersten beiden Wochen nach meinen Aufzeichnungen nicht einfach, die Ausnahmetage kontrolliert einzuhalten. Es erwies sich als ausgesprochen sinnvoll, schon zu

Wochenbeginn die Ausnahmetage festzulegen. Für mich eignet sich dazu das Wochenende, die Zeit zwischen Freitag und Sonntag. Sonst verliert man schnell den Überblick und lebt nur noch mit den kleinen und großen Ausnahmen.

Heute kann ich sagen, dass der Schmerz gut zurückgegangen ist und sich die Beweglichkeit weiterhin von Tag zu Tag verbessert. Nachts bin ich schmerzfrei. Auch die Belastbarkeit nimmt ständig zu. Heute bin ich mit Absatzschuhen einige Stunden spazieren gegangen, das klappte gut und schmerzfrei. Allerdings hatte ich dabei doch meine Schuheinlagen im Schuh. Schließlich will ich ja nicht übermütig werden. Selbst meine täglichen „Walking-Übungen" auf der Stelle kann ich wieder ohne Schmerzen ausführen, und sogar tanzen. Das hätte ich mich vor 3 Monaten nicht zu träumen getraut!

Ich weiß auch, dass ich nicht mehr in mein altes Ernährungsmuster zurückfallen darf. Dann fühle ich mich schlapp und unmotiviert, und die allgemeinen Körperschmerzen und Nebenerscheinungen nehmen wieder zu. Aber es handelt sich ja auch um eine Ernährungsumstellung und nicht um eine Diät auf begrenzte Zeit. Also werde ich mir die Ausnahmetage zugestehen und sehen, wie ich damit klarkomme oder ob ich eventuell noch eine andere Lösung finde.

Gerade als Frau ist man den monatlichen Hormonschwankungen ausgesetzt, und infolgedessen fällt es mal leichter, mal schwerer, konsequent zu sein. Ist es jedoch aus gesundheitlichen Gründen nötig, bekommt man auch das in den Griff, wie ich in den ersten 7 Wochen festgestellt habe. Da erlaubte ich mir nicht die allerkleinste Ausnahme. Und der Erfolg ist unbestritten zu spüren und zu sehen.

Koche ich beispielsweise für meine Familie, werde ich wieder abschmecken. Sollte ich aber merken, dass das zu belastend wird, werde ich mich wieder strikt an die Ernährungsvorgaben halten und nicht die kleinste Ausnahme machen.

Am schwersten fällt es mir, bei raffiniertem Zucker jeglicher Form „Nein" zu sagen. Da muss ich mich sehr zurückhalten. Hier blicke ich aber auch auf eine über 30-jährige Geschichte der großen und kleinen Süßigkeiten zurück.

Und die Erfahrungen der letzten 4 Wochen nach meiner beschriebenen Ernährungsumstellung waren für meine Entwicklung überaus wichtig. Jetzt bin ich in der Lage, gewissen Nahrungsmitteln bestimmte Reaktionen meines Körpers zuzuordnen und entsprechend zu handeln.

Der Wille zur Konsequenz ist ebenfalls in den letzten Wochen neu gewachsen. Das haben die Ausnahmetage bewirkt. Ich habe aus den Fehlern der Vergangenheit gelernt – nicht nur in puncto Ernährung. Auch mein tägliches Verhalten und meine Gewohnheiten hinterfrage ich ständig neu: Nützen oder schaden sie mir auf Dauer?

Seit dem ersten Tag meiner Ernährungsumstellung vor nun über 3 Monaten habe ich manche Abläufe in der Ernährung nicht verändert: Morgens trinke ich meinen grünen Tee, danach esse ich bis mittags Obst und einen großen Salat mit Braunhirsemehl. Erst dann kommen die Ausnahmen, wenn Ausnahmetag ist. Nur ein einziges Mal habe ich morgens doch Brötchen und Co. gefrühstückt, wie so lange Jahre zuvor. Danach war ich den ganzen Tag über so unzufrieden, dass ich wirklich gern darauf verzichte. Den großen Salat vor dem Mittagessen möchte ich in keinem Fall mehr missen. In der kalten Jahreszeit freut man sich zwar auf etwas Warmes, aber die Gesundheit geht vor.

Freunde, die zum Mittagessen blieben, waren ebenfalls von der „neuen Küche" angetan. Das Wunderbare ist, dass man so viel von der gesunden Kost essen kann, wie man möchte, und dabei nicht zunimmt. Ich habe durch die Ausnahmen in den letzten 4 Wochen wieder 2 Kilogramm zugenommen und wiege jetzt 65 Kilogramm bei einer Körpergröße von 179 Zentimetern. Das ist vollkommen in Ordnung.

Ich hoffe sehr, dass ich in den nächsten Monaten und Jahren den goldenen Mittelweg einhalten werde und mein Fuß sich so wieder stabilisieren kann. Vielleicht zeigt ein Röntgenbild dann sogar den Rückgang der Arthrose. Bis dahin freue ich mich einfach über meine Schmerzfreiheit, mein wichtigstes Ziel. Wenn der Schmerz weg ist, ist er weg. Ein anderes Ziel hätte eine Operation auch nicht gehabt. Nun ist sie mir erspart geblieben.

Ich wünsche jedem seinen eigenen Erfolgsbericht sowie genügend Kraft und Disziplin, den individuellen Ernährungsplan durchzuhalten. Diese Ernährung tut gut und stärkt den Körper. Der gesunde Mittelweg ist immer der beste, alle Extreme sind für unseren Körper auf lange Sicht nicht erstrebenswert.

Und noch etwas ist mir in den letzten 3 Monaten sehr deutlich geworden: Gesunde Ernährung, gesunde, ausgleichende Körperbewegung, frische Luft, Schlaf sowie aufbauende geistige Weiterbildung gehören untrennbar zu einem gesunden Körpergefühl dazu.

HINWEIS:

Mit keiner Krankheit steht man allein! Es gibt immer Erfahrungsberichte und auch das Internet hat die Welt klein werden lassen. Kontakte sind weltweit möglich. Nutzen Sie die Chancen und Möglichkeiten, die sich Ihnen dabei bieten!

Sollte die Zeit für gesundes Kochen fehlen, finden sich vielleicht Freunde oder Bekannte, die gern mitmachen möchten, und dann können Sie das Kochen aufteilen und/oder sich damit abwechseln. Es gibt keine Ausreden, nicht sofort zu beginnen!

ANHANG

Literaturempfehlungen

Die Bibel (Luther- oder Elberfelder-Übersetzung). Unverzichtbarer Ratgeber des Lebens. Denn oft fragt man sich, woher man die Kraft bekommen soll, für all diese grundlegenden Veränderungen und Anforderungen im Leben. Da tut es gut, dieses Buch zu lesen und sich mit vielen Menschen der Menschheitsgeschichte verbunden zu fühlen. Als Grundlage des persönlichen Lebensweges. Als Meditation, Motivation und Hoffnungsträger. Es gibt auch viele andere Versionen der Bibel, aber man ist mit diesen beiden gut beraten.

Coelho, Paulo: *Unterwegs. Der Wanderer.* Diogenes Verlag, 2007 Sehr weise Erzählungen, die als Lebensratgeber dienen und zum Nachdenken anregen.

Dahlke, Ruediger: *Krankheit als Sprache der Seele. Be-Deutung und Chance der Krankheitsbilder.* Goldmann Verlag, 1997

Dalai Lama: *Ratschläge des Herzen.* Diogenes Verlag, 2013. Gedanken über die Welt, über menschliche und zwischenmenschliche Gegebenheiten. Für Atheisten genauso geeignet wie für gläubige Menschen jeder Religion, da jede Gruppe separat angesprochen wird. Weisheiten über die Schwierigkeiten der Zwischenmenschlichkeit zum Nachdenken und Nachleben. Daraus auch die Weisheit: „Wenn der Fuß dir wehtut, sei nicht unglücklich darüber. Sondern sei glücklich, dass die Hand dir den Dienst nicht versagt."

Diamond, Harvey und Marilyn: *Fit fürs Leben.* Goldmann Verlag, 1986

Fisseler, Eckhard K.: *Arthrose – Der Weg zur Selbstheilung.* Hans-Nietsch-Verlag, 13. erweiterte Auflage 2013
Unverzichtbar als Erstlektüre! Allgemeine Informationen über Nahrungsmittel auch für nicht an Arthrose erkrankte Menschen. Ich empfehle es jedem. Außerdem finden sich hier viele weitere Buchtipps und nützliche Adressen von Nahrungsmittel-Bezugsquellen. *www.arthrose-selbsthilfe.de*

Kelder, Peter: *Die Fünf „Tibeter".* Das alte Geheimnis aus den Hochtälern des Himalaja lässt Sie Berge versetzen. Scherz Verlag, 1999. Der Körper will sanft gefordert und ohne Leistungsdruck aufgebaut werden. Dafür sind die Fünf-„Tibeter"-Übungen hervorragend geeignet. In dem Buch findet man ausführliche, detaillierte Beschreibungen der Übungen.

Kellerberger, Richard, und Kopsche, Friedrich: *Mineralstoffe nach Dr. Schüssler. Ein Tor zu körperlicher und seelischer Gesundheit.* AT Verlag, 2010 Schüßler-Salze sind biochemische Funktionsmittel, die der Körper braucht. Registrierte homöopathische Mittel.

Konz, Franz: *Der große Gesundheits-Konz. Wildkräuter, UrMedizin gegen Krebs, Asthma, Rheuma, Fettsucht, Allergie, Multiple Sklerose, Herz- und andere chronische Leiden.* Universitas Verlag, 2006[8]

Küstenmacher, Werner Tikki: *Simplify your life.* Gräfe und Unzer Verlag, 2013
Ein Motivationsbuch, auch als Hörbuch CD erhältlich, um sein ganzes Leben sinnvoll in allen sieben wichtigen Lebensbereichen neu zu strukturieren

Middendorf, Ilse: *Der Erfahrbare Atem.* Junfermann Verlag, 2007
Ein Atemlehrbuchklassiker

Murphy, Joseph: *Die Macht Ihres Unterbewusstseins. Affirmationen für Glück und Erfolg.* Ariston Verlag, 2009
Ein interessantes Standardwerk des berühmten Autors, über die unbewussten Kräfte in uns, die nur aktiviert werden wollen.

Muth, Rosemarie: *Arthrose. Das basenstarke NATURION-Kochbuch.* Hans-Nietsch-Verlag, 2013
Auch hier findet man eine Vielzahl von Rezepten und viele Tipps für das basenreiche Kochen.

Newiger, Christoph: *Osteopathie, sanftes Heilen mit den Händen. Wie gezielte Berührungen Ihre Selbstheilungskräfte in Gang setzen.* Trias Verlag, 2005[3]

Nirvata: *Richtig sitzen. Heilt den Rücken, den Körper, den Geist.* Nymphenburger Verlag, 2003

Schaper, Astrid und Klaus: *Es gibt auch einen anderen Weg.* Selbstverlag (Zu bestellen über *www.arthrose-selbsthilfe.de*)
Wem die angegebenen Wochenberichte nicht genau genug sind und wer lieber ein richtiges Rezeptbuch haben möchte, ist hiermit gut bedient. Dort findet man detaillierte Mengenangaben und Rezepte zum schonenden vegetarischen Kochen, Braten und Backen, außerdem prinzipielle Infos über die neue Küche bei der Ernährungsumstellung.

Wandmaker, Helmut: *Willst du gesund sein? Vergiss den Kochtopf.* Goldmann-Verlag, 1992.

Nützliche Adressen & Tipps

CereGran®: *www.drmetz.de*

Deutsche Arthrose Gesellschaft in Frankfurt: *www.arthrose-gesellschaft.de* . Hier werden alle Informationen über den neuesten medizinischen, wissenschaftlichen Stand zur Arthrose mitgeteilt. Operationsmöglichkeiten, Krankenhäuser, Regenerationsmöglichkeiten, Ansprechpartner. Wann man am besten eine Operation durchführt. Was man nach einer OP beachten sollte etc. Sollte es trotz aller Konsequenz durch die Ernährungsumstellung nicht möglich sein, eine Operation zu vermeiden, ist man hier gut beraten.

Gesellschaft für Natürliche Lebenskunde e. V. in Ritterhude: *www.lebenskunde.com*

Grüntee-Einkauf in Berlin: *www.teekampagne.de*
Internetshop für Heil- und Gewürzkräuter: *www.medherbs.de*
RSF Film und Video in Tutzing: *www.telegym.de*
Hier können Videos und DVDs für Körper, Geist und Seele bestellt werden. Sie werden teilweise auch im Fernsehen gesendet.
Schloss Dankern, Freizeitpark im Emsland am Dankernsee. Hier kann sich jeder wirklich prima erholen und nach seinen eigenen Kräften aktiv sein. Nicht nur für Familien mit Kindern, sondern für jeden, ob alt oder jung, ist hier alles vorhanden. *www.schloss-dankern.de*
Vegetarierbund Deutschland e. V., Genthiner Str. 48, 10785 Berlin: *www.vebu.de*

HINWEISE

Im Internet findet man für jede Krankheit des Bewegungsapparates (Rheuma, Gicht, Osteoporose etc.) die passende Selbsthilfegruppe und umfangreiche Informationen. Erfahrungen aus erster Hand machen klug, wie dieses vorliegende Buch zeigt.

Jeder Mensch ist anders und jeder sollte daher die umfangreichen Informationsmöglichkeiten der heutigen Zeit (Internet, Zeitschriften, Radio, Fernsehen, persönliche Erfahrungsberichte etc.) nutzen, bevor er irgendwelche unbedachten Schritte einleitet.

Eine einmal durchgeführte Operation lässt sich nicht mehr rückgängig machen!

Über die Autorin

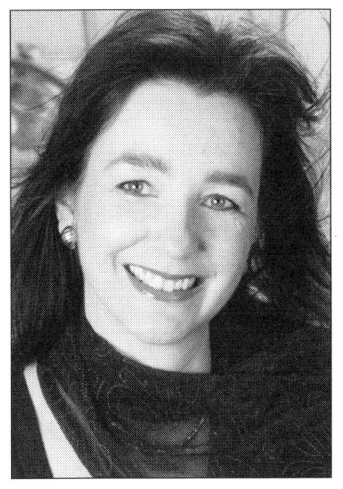

Bettina Kupetz nutzte die alternative Behandlungsmethode der Arthrose-Selbsthilfe von Eckhard K. Fisseler und dokumentierte ihre genaue Vorgehensweise und ihre Erfahrungen in einem sehr persönlichen Tagebuch. Die Autorin arbeitet seit mehr als zwanzig Jahren schwerpunktmäßig als Sängerin, Gesangstrainerin sowie als Motivations- und Koordinationstrainerin. Sie ist Mitglied der Dozentenliste im Sängerbund NRW für Stimmbildung, Sprecherziehung sowie Präsentation. Als Buchautorin ist sie seit 2000 tätig und hat bereits Lehrmaterial in Form von Sach- und Lehrbüchern, DVDs und CDs veröffentlicht.

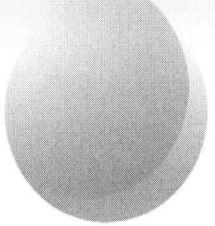

Eckhard K. Fisseler

Arthrose

Der Weg zur Selbstheilung

117 Seiten, Hardcover • € 25,00 (D)
ISBN 978-3-86264-224-3

www.nietsch.de

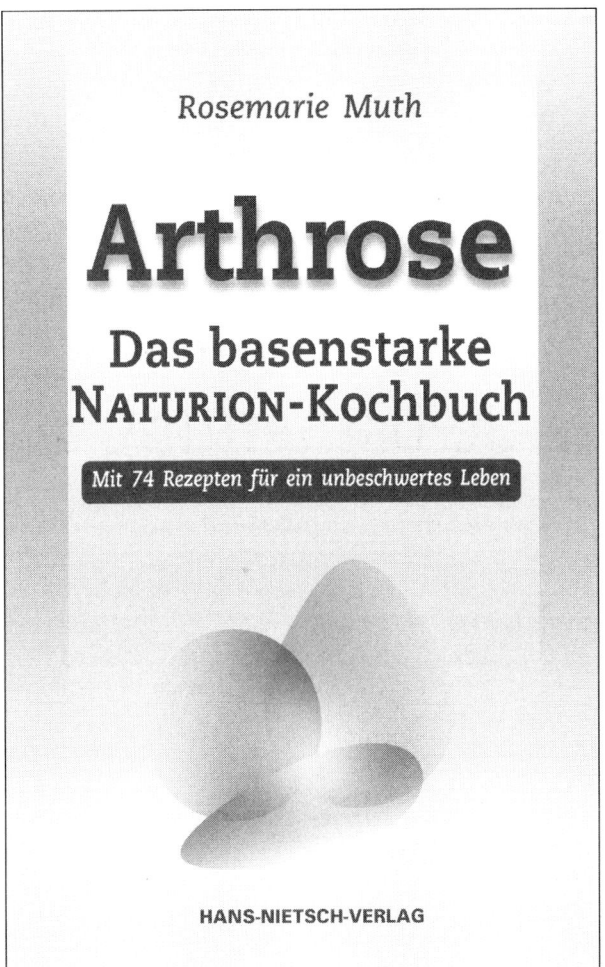

Rosemarie Muth

Arthrose

Das basenstarke NATURION-Kochbuch

Mit 74 Rezepten für ein unbeschwertes Leben

HANS-NIETSCH-VERLAG

Rosemarie Muth

Arthrose

Das basenstarke NATURION-Kochbuch

117 Seiten, Hardcover • € 14,90 (D)

ISBN 978-3-86264-226-7

www.nietsch.de

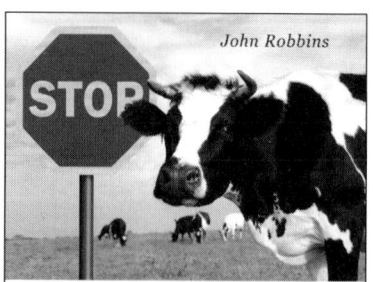
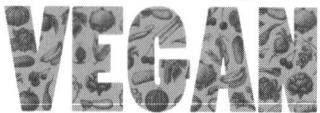
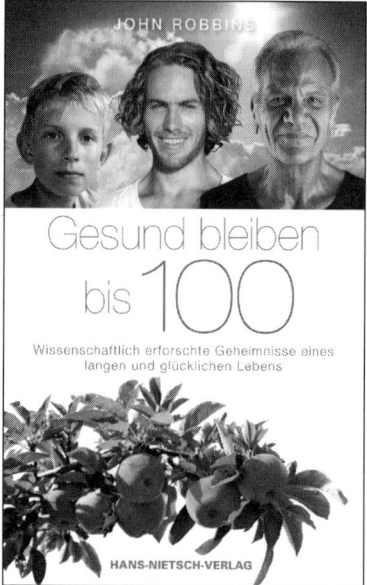

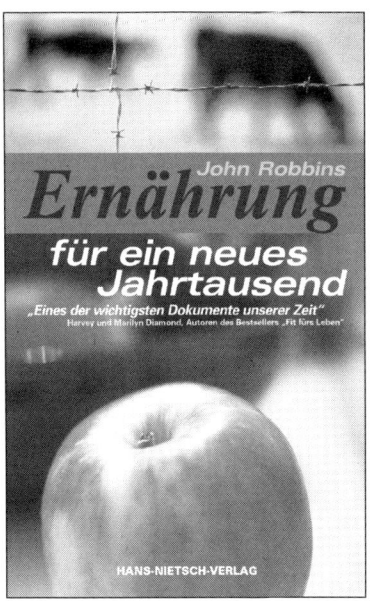
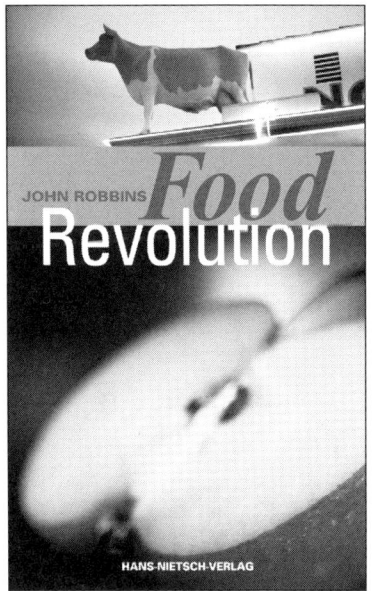

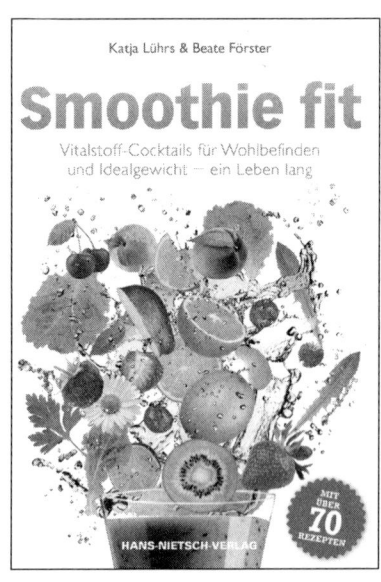

Katja Lührs, & BeateFörster

Smoothie fit

**Vitalstoff-Cocktails
für Wohlbefinden und
Idealgewicht – ein Leben lang**

188 Seiten, Broschur
€ 14,90 (D)
ISBN 978-3-86264-243-4

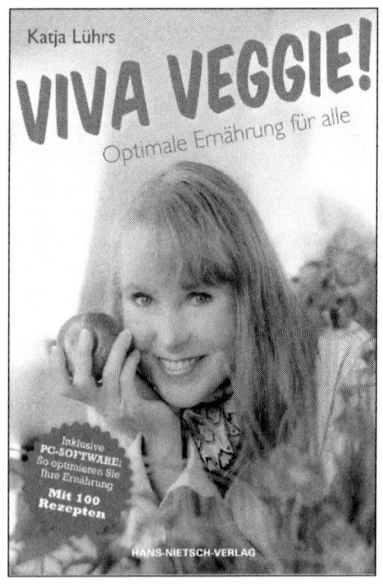

Katja Lührs

Viva Veggie!

156 Seiten mit CD, Hardcover
€ 22,90 (D)
ISBN 978-3-86264-008-9